CUERPO
SOLO
HAY
UNO

ANA GALEOTE FRONTELO

CUERPO SOLO HAY UNO

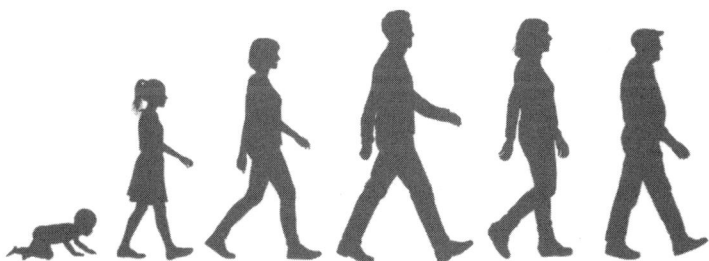

10 HÁBITOS PARA ALIVIAR EL DOLOR, CUIDARTE Y GANAR AÑOS DE VIDA

Papel certificado por el Forest Stewardship Council®

MIXTO
Papel | Apoyando la
silvicultura responsable
FSC
www.fsc.org
FSC® C117695

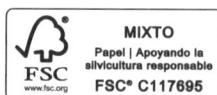

Penguin
Random House
Grupo Editorial

Primera edición: octubre de 2025
Primera reimpresión: octubre de 2025

© 2025, Ana Galeote Frontelo
© 2025, Penguin Random House Grupo Editorial, S. A. U.
Travessera de Gràcia, 47-49. 08021 Barcelona
© Imágenes de interior de las páginas 3, 13, 43, 81 y 195: Shutterstock
© Imagen de interior de la página 119: iStock

Printed in Spain – Impreso en España

ISBN: 978-84-02-43057-1
Depósito legal: B-14382-2025

Compuesto en Fotoletra, S. L.
Impreso en Rodesa
Villatuerta (Navarra)

BG 3 0 5 7 1

A mis padres por enseñarme a saltar y
a Nono por volar a mi lado

ÍNDICE

INTRODUCCIÓN

Acababa de pasar por encima del número diecisiete pintado en el asfalto. El roce áspero del calcetín derecho me quemaba las almohadillas de los dedos y con cada zancada sentía la sacudida del impacto en la espalda. Las piernas me pesaban y notaba las manos hinchadas. No podía más, estaba agotada.

Me faltaban solo cuatro kilómetros para terminar mi primera media maratón.

Los primeros setenta minutos se me habían pasado volando. Había seguido al pie de la letra los consejos de los veteranos: «Empieza despacio», «No sigas el ritmo de nadie», «No te dejes llevar por la emoción de la salida». Y había funcionado. Durante los primeros trece kilómetros me sentí ligera, llena de energía.

Pero, ilusa de mí, aceleré.

Todo comenzó como una tímida sensación de bombeo en la cadera, pero, poco a poco, la fatiga se fue extendiendo por la espalda y por las piernas. Era como un virus maligno que colonizaba mi cuerpo por segundos.

Solo tenía una opción: bajar el ritmo.

Fijé la mirada en el suelo a tres metros de distancia y empecé a contar los pasos de cuatro en cuatro, al ritmo de la respiración: «Uno, dos, tres, suelto; uno, dos, tres, suelto». Necesitaba distraerme del cansancio y centrarme en seguir avanzando.

Cuatro kilómetros más. Solo cuatro.

Llegué a la marca de los dieciocho, levanté la mirada y empecé a escuchar la música de la meta. El color anaranjado de la puesta de sol inundaba el cielo de verano, una suave brisa me acarició las mejillas y cerré los ojos durante un breve instante.

Entonces me acordé.

Me acordé de cuando, trece años antes, el traumatólogo me había prohibido el ejercicio de impacto.

De los dolores de rodilla que había superado.

De los días en los que pensaba que jamás volvería a disfrutar de mi cuerpo.

Y de cuando soñaba, simplemente, con volver a correr.

Abrí los ojos, cogí aire y miré a mi alrededor.

Me di cuenta de la suerte que tenía de estar luchando en el kilómetro dieciocho.

La suerte de estar agotada.

La suerte de poder retarme.

La suerte de poder correr.

Cruzar la meta no era un simple logro deportivo, era la prueba irrefutable de todo lo que había construido. Era el regalo para la Ana del pasado, la que creyó que nunca lo lograría.

Por fin ascendí la última cuesta. Doblé una esquina y vi el poste naranja que marcaba el final de la carrera. Un subidón de adrenalina me recorrió el cuerpo, desde los pies hasta el cuello. La fatiga desapareció. Aceleré, levanté los brazos y, con una sonrisa de oreja a oreja, crucé la línea de meta.

Querido lector: si algo me ha enseñado mi profesión, es que la salud y el dolor no son estados fijos. Tenemos la capacidad de construirnos. Los pequeños actos cotidianos son los que más cuentan. Y para mejorar nuestra salud, primero tenemos que mejorar nuestras ideas.

A lo largo de los últimos quince años he tenido el privilegio de acompañar a miles de pacientes en su proceso de recuperación, y en este libro voy a compartir contigo todo lo que he aprendido.

Prometo hablarte con total honestidad. Prometo darte estrategias simples, prácticas y efectivas. Prometo enseñarte a mirar tu cuerpo con otros ojos. Y ayudarte a descubrir todo lo que el movimiento puede hacer por ti.

Espero que disfrutes de la aventura.

PRIMERA PARTE

EN BUSCA DEL SECRETO

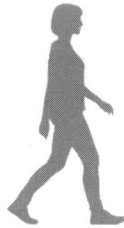

1

EL PODER DE LOS HÁBITOS

La acción más pequeña es mejor que la intención más grande.

ANÓNIMO

Si lees los diez libros más vendidos sobre nutrición y sigues sus consejos, verás que no puedes comer nada: lo que unos defienden los otros lo prohíben. Si pides a diez entrenadores que te recomienden una rutina para adelgazar, cada uno te dará una pauta diferente: unos te dirán que entrenes fuerza, y otros, cardio. Si acudes a diez traumatólogos con una misma resonancia magnética, acabarás con diez abordajes terapéuticos distintos y puede que incluso con diagnósticos contradictorios. Olvídate ya de abrir Instagram, no te harán falta ni cinco minutos deslizando hacia abajo para que un autoproclamado experto asegure que puede resolver tus problemas en apenas unos días. *Spoiler*: **solo tienes que comprar su curso.**

Si tú también te sientes perdido y agotado, que sepas que no estás solo, estamos todos igual. Cuidar de nuestra salud se ha convertido en una tarea de lo más complicada. Es imposible conocer todos los suplementos que uno tiene que tomar, los macronutrientes de todo lo que se come, las horas de sueño profundo que se necesitan cada noche y los ejercicios exactos para superar el maldito dolor de espalda. Cuidar nuestra salud se está poniendo cada día más difícil.

Pero entonces... ¿cómo lo conseguían nuestros abuelos, sin Google, Alexa e Instagram?

¿Qué dicen los centenarios?

Con esta y otras muchas preguntas, llegué a Okinawa, Japón. Tras unas semanas de adaptación al clima tropical, unas pocas clases de japonés y mucho sushi, el 4 de diciembre puse rumbo a Ogimi, un pueblecito situado al norte de la isla, en una reserva natural. Puede que te suene Okinawa por ser una de las cinco zonas azules del mundo, donde la densidad de población de personas mayores de cien años está disparada. Las otras son Cerdeña, en Italia, Icaria, en Grecia, Loma Linda, en California, y Nicoya, en Costa Rica.

Cogimos nuestro pequeño Toyota blanco de alquiler y recorrimos las dos horas de trayecto hasta la aldea; mi marido, Nono, al volante; nuestra traductora, Kumiko, en el asiento de atrás, y yo, perdida en mis pensamientos, intentando encontrar las preguntas perfectas para las personas más sabias del mundo. ¿Qué hacían para preservar su salud? ¿Qué tipo de ejercicio practicaban? ¿Hacían movilidad o estiramientos? ¿Cuánto dormían? ¿Cómo comían? ¿Sentían dolores en el cuerpo? Quería que me contasen todos sus secretos. Así que, muy dispuesta, con mi cámara y mi libreta en mano, acudimos al centro comunitario del pueblo.

Al entrar nos encontramos con un grupo de catorce personas mayores, de unos ochenta años a mi parecer, realizando el chequeo médico semanal con dos enfermeras que les tomaban la temperatura, la presión arterial y les medían el oxígeno en sangre. Al acabar la revisión, y para mi grata sorpresa, se organizaron en sillas y comenzaron la clase de movimiento a la que nos invitaron. La sesión consistió en ejercicios sencillos de movilidad, con círculos de tobillo y muñecas, elevaciones de brazos y sentadillas, una coreografía de baile que se conocían al dedillo y juegos de coordinación en los que se pasaban globos con raquetas. Nos lo pasamos en grande.

La clase terminó y llegó, por fin, el momento que tanto llevaba esperando. A diferencia de los españoles, que somos capaces de contar nuestra vida al primer simpático que se nos acerque, los japoneses son mucho más reservados. No suelen sentirse cómodos hablando con desconocidos, y sus protocolos de cortesía pueden resultar complicados. Tenía que asegurarme de abordar la situación con mucho respeto y paciencia, lo que implicaba hacer numerosas reverencias y decir *sumimasen* (lo siento en japonés) cada dos por tres. Era como intentar acariciar un gato que te encuentras por la calle: tienes que moverte a cámara lenta, darle espacio y esperar su aprobación.

Me acerqué primero a la señora Toshi San, de noventa y tres años. Llevaba toda la mañana sentada a mi derecha, por lo que ya estaba acostumbrada a mi presencia. Era una mujer bajita, de mirada brillante y ataviada con un gorro de lana azul. Le pregunté por los tres pilares que consideraba más importantes: la alimentación, el ejercicio y el sueño. Me dijo que no hacía nada especial: cocinaba y comía tres veces al día, acudía a las sesiones de movimiento del centro dos veces a la semana y dormía unas ocho horas cada noche. Cuando le pregunté qué recomendaba ella para llevar una vida saludable, me dijo que era muy sencillo. Me miró a los ojos y, con una gran sonrisa, me aconsejó que no me preocupara. Me apoyó la mano en el muslo, dio un par de toquecitos, se giró hacia la izquierda, se levantó apoyándose en mí y se marchó. Me sentí enormemente agradecida por el tiempo que me había dedicado, pero no podía esconder mi desilusión. Toshi San tenía hábitos de lo más normales y no hacía nada del otro mundo. **¿Podía ser que su caso fuese sencillamente excepcional?**

Decidí continuar con la investigación y sentarme a charlar con Kinyo San, un señor de ochenta y nueve años que calzaba Crocs y vestía un pantalón deportivo y una cazadora amarilla. Se había colocado a mi izquierda en la sesión de ejercicio y me había sorprendido su flexibilidad, así que estaba segura de que guardaría alguna historia jugosa que contar. Me explicó que vivía solo y que acudía a las clases de movimiento una vez a la semana. Le pregunté si padecía dolor en alguna articulación y me dijo que ahora mismo no, pero que durante una temporada sí había sufrido mucho de espalda. Muy simpático, me confesó que una noche, tras beber mucho sake, pilló una buena borrachera y se cayó al volver a casa, lo que le causó una lesión en la espalda. **Me quedé con los ojos como platos. ¿Bebía sake todos los días? Me dijo que ya no, que ahora solo de vez en cuando.**

Los mayores se iban marchando y con ellos mi ilusión de encontrar respuestas. No podía ser que hubiera recorrido tantísimos kilómetros para nada. Antes de que la última persona saliera por la puerta, en un movimiento sigiloso pero decisivo, me acerqué a ella. Era la señora Matsu San, la más anciana de la comunidad. Me contó que, a sus ciento cuatro años, seguía cocinando tres veces al día, lavando la ropa y limpiando la casa. Para ella, todas sus jornadas tenían un propósito claro: cuidar de su hijo de setenta años. Cuando le pregunté qué me aconsejaba para vivir más años, lo tuvo claro: lo principal era «mantenerse ocupado».

La sala acabó por vaciarse y allí me quedé yo. Con mis notas y mis grabaciones. No entendía nada. Que si no me preocupara, que si el sake, que si me mantuviera ocupada… Cuantas más preguntas hacía, menos respuestas encontraba. **No había superalimentos, tradiciones misteriosas ni rutinas mágicas. ¿Sería genética o buena suerte? ¿Dónde estaba el verdadero secreto?**

Su secreto

De los ocho mil millones de personas que poblamos la tierra, solo el 0,0089 por ciento tiene más de cien años. De entre ellos, poco más de trescientos cumplen los ciento diez, otorgándoles la llave del club de los supercentenarios.

Los investigadores llevan años intentando comprender cuáles son las variables que influyen en que ciertas personas lleguen a extender su vida hasta cuatro decenas por encima de la esperanza media actual, que es de setenta y tres años y medio, con el fin de entender el papel que desempeñan los genes, los hábitos o, sencillamente, la buena suerte. El *New England Centenary Study*, por ejemplo, lleva siguiendo a familias de centenarios desde 1995 y ha observado que aquellas personas con una longevidad excepcional tienen antecedentes genéticos y que, a partir de los noventa, el peso de la herencia cuenta mucho más.

Puesto que por el momento, y que yo sepa, no podemos elegir la familia en la que nacemos, tenemos que buscar otras estrategias.

El doctor Peter Attia, experto en longevidad y autor del libro *Sin límites*, se plantea la siguiente pregunta: «¿Podemos, mediante nuestros comportamientos, cosechar los mismos beneficios que los centenarios consiguen gratis con sus genes?».

Los centenarios también mueren de cáncer y de enfermedades cardiovasculares, también desarrollan osteoporosis y demencia, pero, como afirma Attia, la distinción esencial con el resto de los mortales es que lo hacen más tarde. Preservan su salud muchos más años. A los sesenta años, sus arterias coronarias están tan sanas como las de una persona de treinta, cuando cumplen los ochenta y cinco parecen y funcionan como un sexagenario. Y, en los últimos años de vida, pasan menos tiempo enfermos y dependientes, es decir, experimentan una compresión de la morbilidad.

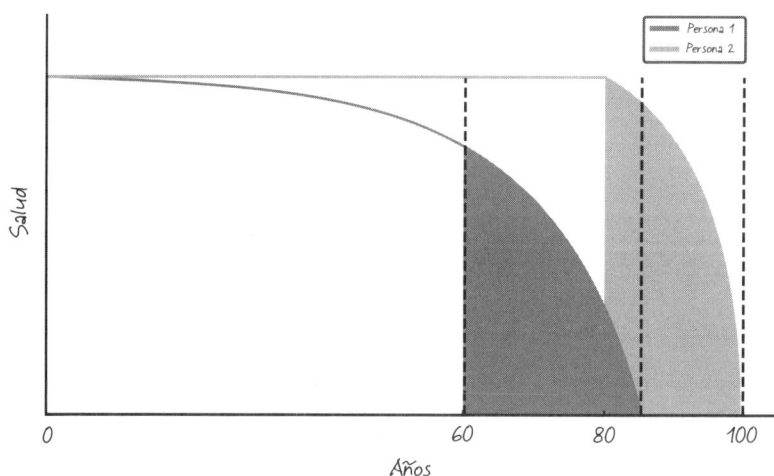

Puede que pienses que no tienes ningún interés en vivir ciento diez años, y lo entiendo. La verdad es que yo tampoco. Pero sí me gustaría llegar a los noventa y, sobre todo, vivir sana el mayor tiempo posible. Quiero atrasar la enfermedad y la dependencia todo lo que pueda y que ocupen el menor tiempo posible al final de mi vida.

No puedo modificar mis genes, ni cambiaría a mis padres si volviera a nacer: son demasiado divertidos. Pero sí puedo cambiar de hábitos y tomar decisiones que me alejen de la enfermedad, me acerquen a la salud y me den años de vida, ¿o no?

¿Qué dice la ciencia?

Imagínate seguir a dos personas, una con hábitos saludables y otra sin ellos, durante treinta y cuatro años. Podrías estudiar los efectos que tiene llevar una vida sana a largo plazo. Suena interesante, ¿verdad? Pues ahora imagínate hacerlo con 78.865 personas. Eso es lo que hicieron en la Universidad de Harvard desde 1980 hasta 2014. Tomaron en cuenta cinco factores de riesgo relacionados con el estilo de vida: no fumar, mantener el índice de masa corporal bajo, practicar actividad física durante treinta minutos al día, consumir alcohol con moderación y llevar una alimentación saludable. Los resultados demostraron que aquellas personas de cincuenta años que se adherían a las cinco variables extendían su esperanza de vida entre doce y catorce años en comparación con las que no los adoptaban.

En Europa, diferentes estudios han confirmado estos resultados. Tras seguir a 2.339 sujetos de entre setenta y noventa años se comprobó que aquellas personas que llevaban un estilo de vida saludable —seguir la dieta mediterránea, ser físicamente activos, no fumar y limitar el consumo de alcohol— disminuían en un 50 por ciento la probabilidad de morir por cualquier causa, de enfermedad coronaria, cardiovascular y de cáncer.

Confirmado: el estilo de vida importa, y mucho.

Podemos retrasar la enfermedad y vivir más años sanos si elegimos bien nuestros hábitos. Las pequeñas decisiones que tomamos a diario marcan una diferencia estratosférica a lo largo del tiempo, aunque en el día a día sea difícil de concebir.

Para ayudarte a visualizarlo, vamos a tomar dos ejemplos.

EJEMPLO 1: MARÍA Y ALBERTO

- María fuma tres cigarrillos al día desde los quince años.
- Alberto nunca ha fumado.

Cuando se juntan para tomar algo después del trabajo, la diferencia no se nota. María se levanta de la mesa durante cinco minutos para fumarse su cigarro y luego vuelve como si nada. Al fin y al cabo, tres cigarrillos al día no parecen tanto. Sin embargo, cuando adoptamos una vista de pájaro y ponemos el ojo en el futuro, empieza a verse la diferencia.

- Con 65 años, María habrá fumado 54.750 cigarrillos.
- Con 65 años, Alberto habrá fumado 0 cigarrillos.

Aunque nuestra mente nos haga creer que la diferencia es de 0 a 3, en realidad, y con el paso de los años, las cantidades se acumulan y nos plantamos ante una diferencia de **0 frente a 54.750**.

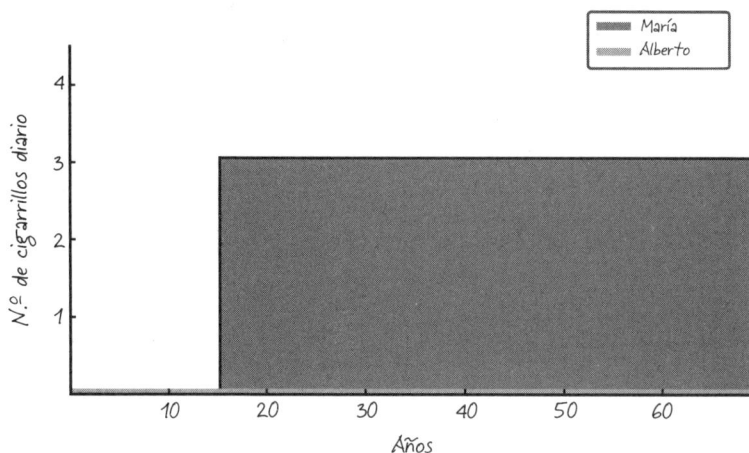

EJEMPLO 2: ÁLVARO Y LAURA

- Álvaro camina de media tres mil pasos diarios.
- Laura camina de media ocho mil pasos diarios.

En el día a día, Laura se baja dos paradas de metro antes que Álvaro y recorre quince minutos a pie hasta llegar a la oficina. Por la tarde, Laura camina hasta el supermercado que tiene a diez minutos de casa, mientras que Álvaro pide comida a domicilio. En una jornada la diferencia es insignificante, pero veremos qué sucede con el paso del tiempo si mantienen esta dinámica de los treinta y cinco a los sesenta y cinco años.

- Con sesenta y cinco años, Álvaro habrá acumulado aproximadamente treinta y tres millones de pasos.
- Con sesenta y cinco años, Laura habrá acumulado aproximadamente ochenta y ocho millones de pasos.

A lo largo de treinta años, Laura estará de camino a triplicar el número de pasos de Álvaro. Lo que en un día parece una simple costumbre que no tiene gran impacto, con el tiempo repercute en el corazón, en los huesos, en el cerebro, en las analíticas de sangre y en la salud en general. **El tiempo hace que lo invisible se vuelva tangible.**

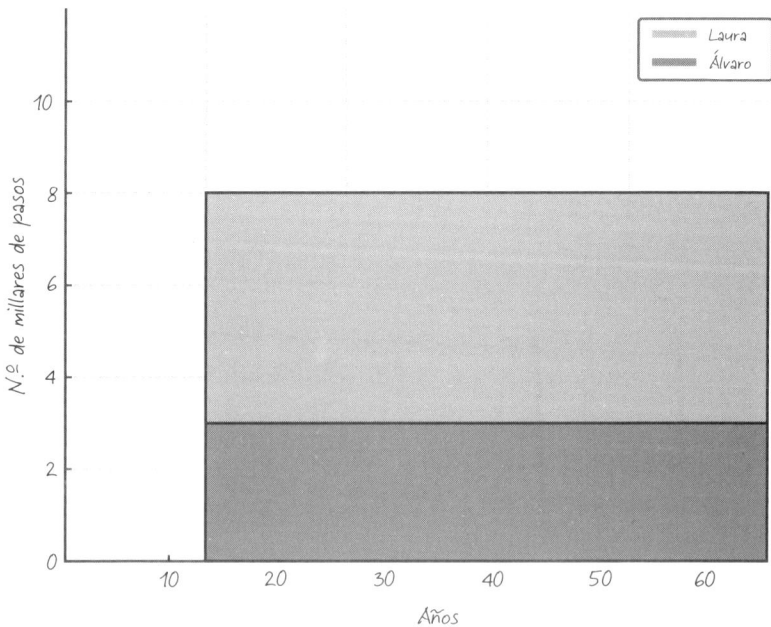

El poder del 1 por ciento

James Clear, uno de los escritores más conocidos del mundo gracias a su libro *Hábitos atómicos*, refleja esta idea a través de la gráfica del 1 por ciento.

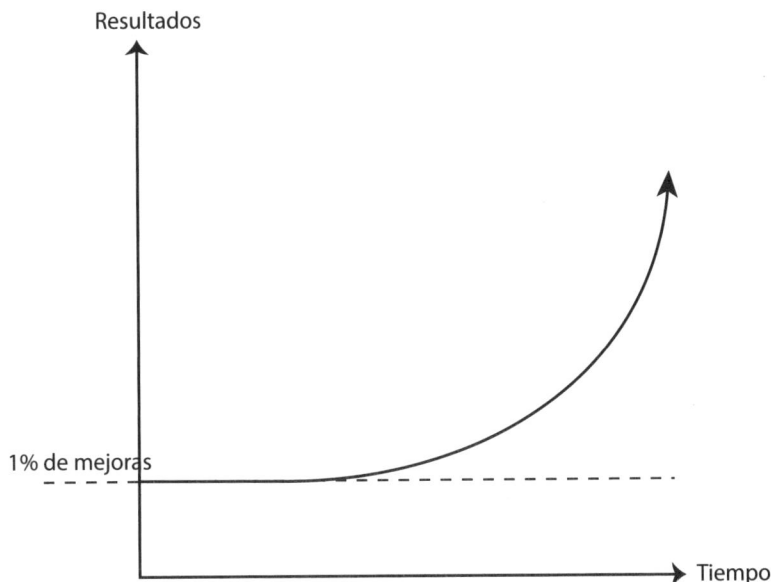

Resultados

1% de mejoras

Tiempo

Solemos pensar que para conseguir grandes cosas hacen falta esfuerzos considerables y la dedicación más absoluta, que para ponernos en forma tenemos que entrenar dos horas al día siete días a la semana o que para escribir un libro necesitamos dejar el trabajo, aislarnos en una cabaña del bosque y dedicarnos a ello exclusivamente.

Esa mentalidad del todo o nada nos impide progresar y nos paraliza.

La realidad es completamente distinta. Como ya hemos calculado, hacer poco muy a menudo es lo que verdaderamente nos lleva a conseguir resultados, y eso es precisamente lo que quiero mostrar en este libro: diez hábitos asequibles que pueden cambiarlo todo.

Estas rutinas son las que nos construyen, las que nos impulsan en una u otra dirección, las que marcan nuestro destino. Lo principal es que seas consciente del verdadero impacto que tienen las pequeñas acciones en el presente y en el futuro. No eres lo que haces un par de semanas a principios de año o algún que otro domingo al mes. **Eres lo que haces a diario.**

Ese paseo después comer, esos cinco minutos de movilidad o esa clase de baile a la que asistes por las tardes y que no te quieres perder es lo que cuenta. Tus decisiones diarias tienen un gran impacto a largo plazo, así que, si puedes, elige bien.

RESUMEN DEL CAPÍTULO

- La longevidad y la calidad de vida dependen en gran medida de los hábitos diarios.
- Son las pequeñas acciones las que, con el tiempo, ejercen un efecto sumatorio sobre la salud, haciendo que lo invisible se convierta en tangible.
- Dar pequeños pasos a menudo es lo que nos acerca a nuestros objetivos: somos lo que hacemos a diario.

2

UNA VERDAD INCÓMODA

Un hombre sano quiere mil cosas, un hombre enfermo solo quiere una.

CONFUCIO

El señor Payet siempre me esperaba en su butaca. Me desplazaba a su casa tres mañanas cada semana como parte de mi ronda de visitas a domicilio. Tenía setenta y ocho años y era más bajito que yo, aunque tres veces más ancho. Su sonrisa de oreja a oreja, sus ojos rasgados y su pausado caminar lo convertían en un abuelito de lo más entrañable. El color azulado de su retina y las manchas en la piel hacían evidente la diabetes. Dependía del bastón para caminar y se quedaba rápidamente sin aire, cosa que no le impedía pasarse la sesión de fisioterapia reviviendo batallitas o presumiendo de su nieta.

Teníamos nuestra rutina más que memorizada. Después de los ejercicios de fortalecimiento, los estiramientos y el masaje de rodilla que tanto le gustaba, siempre acabábamos dando un paseo hasta la planta baja del bloque, donde le confiscaba la muleta y lo animaba a subir uno a uno todos los escalones. Era una lucha diaria por avanzar, y aunque él no lo decía en voz alta, yo sabía que hacía tiempo que se había rendido. Lo único que quería era estar tranquilo. Vivía solo con la ayuda de una asistente social que acudía todas las mañanas a su casa. Su mujer había fallecido nueve años antes y su hija residía a más de dos horas en coche. Apenas se veían, ella trabajaba casi todos los días y a él los viajes lo agotaban. Sin embargo, cuando conseguían cuadrar fechas y ella venía a verlo con su nieta, el señor Payet era el hombre más feliz del mundo. Cuando me lo contaba se emocionaba y se le llenaban los ojos de lágrimas. Los breves momentos que compartía con su familia eran lo único que le importaba.

Tras cada despedida se me formaba un nudo en el estómago y se me saturaba la mente de preguntas. ¿Cómo había llegado a esa situación? ¿Si hubiera adoptado otros hábitos en su juventud tendría ahora una mayor calidad de vida? ¿Podría estar pasando más tiempo con su familia? ¿Cómo de diferentes podrían estar siendo sus últimos años en este mundo?

La crisis de Occidente

A todos nos gusta hablar de salud y de hábitos saludables; sin embargo, cuando sale el tema de la enfermedad, de la muerte o del envejecimiento, un escalofrío nos recorre la espalda. Lo rehuimos, como si pudiésemos escapar de ello al no mencionarlo, y lo aislamos en áreas designadas: hospitales, tanatorios y residencias. El caso del señor Payet no es único ni especial, sino bastante común, y es importante reconocerlo.

Recuerdo la envidia que, de pequeña, me daban mis amigas

porque podían pasar tiempo con sus abuelos. Yo solo conocí a mi abuelo paterno y a mi abuela materna. Él murió cuando yo tenía nueve años y no tengo apenas recuerdos suyos. Mi abuela, sin embargo, vivió hasta que cumplí los dieciséis, pero los recuerdos que guardo de ella no son nada entrañables. Le diagnosticaron diabetes tipo 2 cuando era relativamente joven y, con apenas sesenta, le detectaron párkinson. Ella misma tomó la decisión de irse a vivir a una residencia, y cada verano acompañaba a mi madre a verla todas las semanas. Apenas se acordaba de mí, su humor era muy inestable, necesitaba ayuda para todas las tareas diarias, le costaba hablar y vivía sumida en sus pensamientos. A pesar de todo, mi madre no faltaba a su visita semanal, con la carga emocional que eso conllevaba, hasta el día que falleció.

Que no se nos olvide: la enfermedad es dura. **Si perdemos de vista esta realidad, nunca podremos apreciar el presente y no nos prepararemos para el futuro.** Y es que cada día que pasa nos hacemos mayores, algún día seguramente enfermaremos y tarde o temprano la muerte llamará a nuestra puerta.

En el contexto social en el que vivimos, contemplar esta realidad resulta más apremiante que nunca. Estamos ante una de las mayores crisis de salud de la historia: la pandemia de las enfermedades crónicas. Las tasas de obesidad y diabetes tipo 2 han aumentado en más del 100 por ciento desde 1990, así como las muertes por enfermedad cardiovascular y cáncer, del que, de aquí a 2030, se prevé un incremento en muertes del 21 por ciento. Vemos cómo aumentan los problemas de salud mental entre los jóvenes, y que los ancianos están cada vez más solos y son más dependientes. Prepárate para leer las cifras:

Enfermedades crónicas

En 2010, el 67 por ciento de las muertes a nivel mundial se debieron a enfermedades crónicas, y en 2019, este porcentaje aumentó a un 74 por ciento.

El estudio *Global Burden of Disease* de 2019, que incluye 369 enfermedades, lesiones y discapacidades, así como factores de riesgo, concluye que, en la época prepandemia, casi el 90 por ciento de las muertes y de las enfermedades en España se correspondían con enfermedades no transmisibles, en particular a cardiopatía isquémica, ictus, EPOC, alzhéimer y cáncer de pulmón.

Según la *Encuesta Europea de Salud*, en España hay veintidós millones de habitantes que padecen algún tipo de enfermedad crónica, lo que supone un 54 por ciento de la población mayor de quince años. **Atención al dato: de cada dos adultos con los que te cruzas por la calle, uno padece una patología crónica.**

Dolor Crónico

Según la Asociación Internacional del Dolor, se estima que **una de cada cinco personas** sufre dolor crónico, y cada año los diagnósticos aumentan en un 10 por ciento. Hablamos de ochocientos millones de adultos en el mundo que viven diariamente con un dolor que afecta negativamente a su salud psicológica, física y emocional.

En España, las cifras de dolor crónico ascienden a uno de cada cuatro adultos. Según un estudio del Observatorio del Dolor, este tiene una duración media de seis años e implica limitaciones en la vida diaria, ansiedad, depresión y una disminución de la calidad de vida. Hasta el punto de ser, en nuestro país, uno de los motivos más frecuentes por los que se recurre a la eutanasia.

Dependencia funcional

Según un estudio de la universidad de Washington, en 2040 España se convertirá en el país más longevo del mundo al alcanzar los 85,8 años de esperanza de vida, pero también se prevé que para 2050 tendremos la mayor tasa de dependencia de Europa.

Según los datos del Instituto Nacional de Estadística, en 2022 la esperanza de vida en buena salud al nacer, es decir, en ausencia de limitaciones funcionales y de discapacidad, fue de tan solo 61,2 años. Eso quiere decir que, de cumplirse estas proyecciones, aquellos que nacen ahora tienen como expectativa de futuro pasar sus últimos veinticuatro años de vida enfermos y con dificultades para realizar actividades cotidianas. ¿Es ese el futuro que queremos?

Estos números son de por sí escalofriantes, pero aún más cuando sabemos que:

- La mayor parte de las enfermedades crónicas **son prevenibles, e incluso reversibles**.
- El dolor crónico **no es para siempre** y puede aliviarse.
- El envejecimiento no tendría que ir acompañado de dependencia, podemos vivir una **vejez saludable, feliz e independiente**.

Lo mejor y lo peor es que todo eso podemos conseguirlo a través de cambios en el estilo de vida. No hace falta magia ni física cuántica, la solución está al alcance de todos. Y de entre todas las estrategias que se han probado hay una que posee el potencial de mejorar nuestra vida a todos los niveles y que puede cambiar el mundo. La realidad que la sociedad está normalizando no tiene por qué convertirse en tu futuro. Podemos y debemos cambiarla.

Retomar el control de tu vida no solo es posible, sino que es simple y, además, está más cerca de lo que piensas.

Cambiar el rumbo de nuestro futuro está en nuestras manos.

RESUMEN DEL CAPÍTULO

- Estamos ante una de las mayores crisis sanitarias de la historia: enfermedades crónicas, dolor crónico y dependencia.
- La buena noticia es que hay esperanza. La mayoría de estas enfermedades son prevenibles y reversibles mediante cambios en el estilo de vida.
- Cambiar el rumbo de nuestra salud y de nuestra vida está en nuestras manos.

3

EL PODER DEL MOVIMIENTO

Solo si permaneces activo querrás vivir cien años.

Proverbio Japonés, Ikigai

El elixir de la vida

Desde Tutankamón hasta Paracelso y pasando por Alejandro Magno, el ser humano lleva milenios buscando el elixir de la vida. La pócima que nos otorgue juventud y salud eternas, que nos proteja de la decrepitud y de la muerte. Todavía no la hemos encontrado, y supongo que en unos años será la inteligencia artificial quien se encargue de ello, pero sí hemos descubierto algo casi igual de bueno y que además está al alcance de todos.

El elixir de la vida, ese que aleja la enfermedad, que regala años y que nos llena de vitalidad, no tiene forma de comprimido ni de jarabe, sino de palabra, y se llama «movimiento».

Todos los órganos, desde el corazón hasta el cerebro, pasando por el intestino, los músculos y los huesos, dependen del movimiento. Gracias a él evolucionamos hasta convertirnos en quienes somos. Gracias a él comemos, nos reproducimos y nos comunicamos. El movimiento es tan inherente a nuestra especie que podemos afirmar que **no existe un ser humano sano y sedentario.**

No existe un ser humano sano que no respire.
No existe un ser humano sano que no beba agua.
No existe un ser humano sano que no coma.
Y no existe un ser humano sano que no se mueva.

Pero, además de ser una necesidad biológica, el movimiento es capaz de mejorar la salud a todos los niveles:

- Reduce el riesgo de morir por todas las causas.
- Mejora la función cerebral.
- Disminuye los síntomas de la ansiedad y de la depresión.
- Fortalece el sistema inmune.
- Mejora la salud metabólica.
- Previene la enfermedad cardiovascular.
- Reduce el riesgo de desarrollar cáncer.
- Disminuye el dolor.
- Aumenta la esperanza de vida.
- Y llena de vida los años.

No importa lo que andes buscando, ya sea reducir el dolor de espalda, tener más energía, revertir la diabetes tipo 2 o simplemente poder sentarte en el suelo para jugar con tus nietos: el movimiento siempre es tu mejor aliado. **Ninguna otra estrategia tiene un impacto tan global ni tan profundo en tu salud ni en tu vida.**

El movimiento es, sin lugar a dudas, la mejor medicina, y nuestra sociedad lo necesita más que nunca.

- Según la OMS, la inactividad física es la primera causa de enfermedad y de discapacidad a nivel mundial.
- Se calcula que cada año podrían evitarse entre cuatro y cinco millones de muertes si la población fuera más activa.
- La falta de actividad física está relacionada con algunas de las causas de muerte más frecuentes: infarto, patología coronaria, hipertensión, diabetes tipo 2, demencia, cáncer, y depresión.
- Se ha observado una relación directa entre el tiempo que se emplea en comportamientos sedentarios y la mortalidad por todas las causas.

Las cifras hablan por sí solas: el sedentarismo ya se ha declarado un problema de salud pública. Estamos enfermando, muriendo antes de tiempo y viviendo peor porque no nos movemos.

¿Eres sedentario?

¿Alguna vez te has preguntado si eres o no sedentario? ¿Tú qué crees? Probablemente te cueste contestar porque no tienes muy claro qué determina que seas o no sedentario. La realidad es que, aunque el término se escucha mucho, parece que nadie se ha parado a definirlo. La mayoría, cuando nos imaginamos a alguien sedentario, pensamos en un Homer Simpson viendo la televisión mientras se come una hamburguesa del Krusty Burger, o en una persona que no hace deporte o que no se cuida.

Una persona sedentaria es aquella que invierte la mayor parte de su día en comportamientos sedentarios.

Para definir lo que es un comportamiento sedentario, el doctor Mark Tremblay, uno de los investigadores de fisiología del ejercicio más reconocidos del mundo ha diseñado un continuo del movimiento, en el que clasifica los distintos tipos de actividad según su gasto energético, contabilizado en MET («equivalente metabólico de actividad», por sus siglas en inglés).

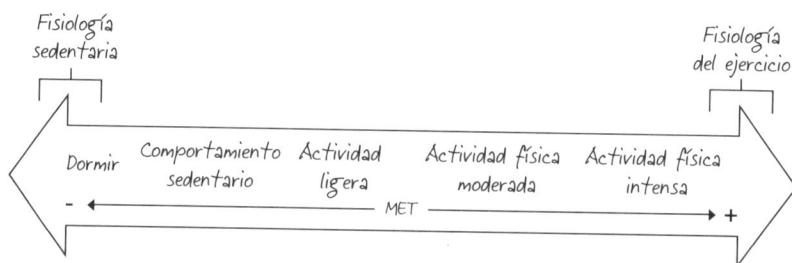

MET	Tipo de movimiento	Ejemplo
1 MET	Reposo	Dormir
1 a 1,5 MET	Comportamiento sedentario	Conducir, estar sentado, estar tumbado
1,5 a 3 MET	Actividad ligera	Cocinar, regar, ducharse, vestirse
3 a 6 MET	Actividad física moderada	Caminar
6 o más MET	Actividad física intensa	Correr, esprintar

Según este continuo, si pasas la mayor parte del día en comportamientos que gasten menos de 1,5 MET eres una persona sedentaria. Es decir que si tienes un trabajo que te obliga a estar sentado todo el día delante del ordenador y a eso le sumas las horas que pasas en el coche o en el transporte público más las de Netflix en el sofá…, con todo el pesar de mi corazón tengo que decirte que eres una persona sedentaria. Por mucho que hagas una hora muy intensa de ejercicio al día, sigues siendo sedentario.

Por otro lado, si tienes una vida activa y te pasas el día caminando y haciendo tareas, ya sea en casa o en el trabajo, entonces no eres sedentario. Puede que no hagas ejercicio, pero si tu vida es principalmente activa, no entras en el club del sedentarismo.

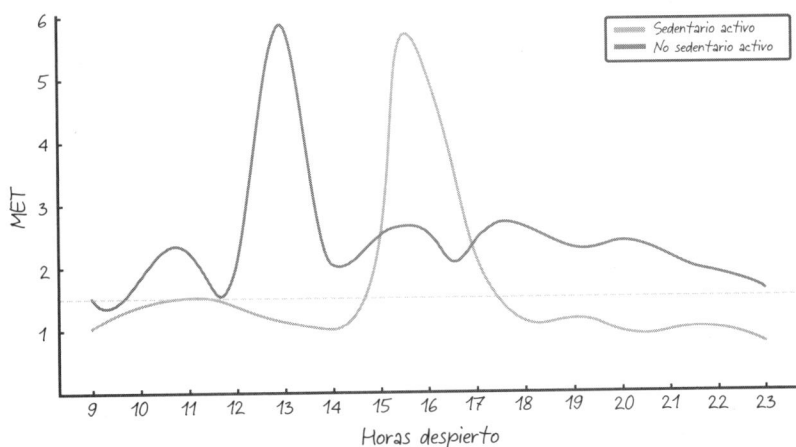

Cuando hablamos de una persona que hace ejercicio nos referimos a ella como activa, y a la persona que no lo hace se la considera inactiva. Por lo general, te puedes considerar una persona activa si sigues las prescripciones recomendadas por la OMS, en una de las dos opciones:

- Opción 1: Realizas entre 150 y 300 minutos semanales de actividad física moderada, es decir, entre 3 y 6 MET.
- Opción 2: Realizas entre 75 y 150 minutos de actividad física intensa, es decir, de más de 6 MET.

Y así, según si eres o no sedentario y si eres activo o inactivo, puedes clasificarte en uno de estos cuadrantes:

Sedentario e inactivo	No sedentario e inactivo
Sedentario y activo	No sedentario y activo

Es posible que estés pensando «Es cierto, soy sedentario, pero al menos hago ejercicio, y eso lo compensa». De nuevo, siento decepcionarte, pero no es así. El ejercicio no compensa. Muchos nos hemos engañado, o nos hemos dejado engañar, pensando que con una hora de ejercicio al día podemos compensar el perjuicio de las horas que pasamos sentados. La evidencia nos indica lo contrario.

Numerosos investigadores han demostrado que el sedentarismo, que no la inactividad, tiene efectos independientes y cualitativamente distintos sobre el metabolismo, la capacidad física y la salud.

Un estudio del Instituto Nacional de Cáncer de Maryland, en Estados Unidos, comparó el efecto del sedentarismo y la actividad física en 240.819 adultos de entre cincuenta y setenta y un años, y concluyó que el tiempo pasado en comportamientos sedentarios está fuertemente asociado con la mortalidad por todas las causas, incluso enfermedad cardiovascular y cáncer. Aun aquellas personas que realizaban más de siete horas de actividad física intensa a la semana no conseguían mitigar los efectos perjudiciales asociados al sedentarismo. Esto no quiere decir que hacer ejercicio no sea tan importante, en absoluto. **Simplemente que no lo es todo.**

No te preocupes si el resultado no es el que esperabas. Yo me comprometo a guiarte paso a paso hacia mi cuadrante favorito, el de abajo a la derecha: no sedentario y activo. Para ello no tienes que cambiar de trabajo, convertirte en una rata de gimnasio, obligarte a salir a correr o vender el coche y comprarte una bici, aunque todo ello probablemente funcionaría. ¿Recuerdas el poder de los hábitos y del 1 por ciento del que hablamos al principio? **Pues eso es lo que queremos: recuperar ese 1 por ciento, hacerlo obvio y sencillo.**

Mi objetivo es darte herramientas prácticas para que recuperes el movimiento, y devolverle a tu cuerpo el estímulo que tanto necesita.

Aunque esto nos lleva a la siguiente pregunta: si tan bueno es para nosotros el movimiento, ¿por qué nos cuesta tanto levantarnos de la silla?

Vagos por naturaleza

¿Alguna vez te has preguntado cómo hacen ciertas personas para ir todos los días al gimnasio? ¿Tendrán algún gen deportista que a ti te falta? ¿O será un rasgo de su personalidad que los hace más competitivos? ¿Por qué ellos pueden y tú no?

Si te has sentido o te sientes mal porque te parece que deberías esforzarte más, que te falta fuerza de voluntad o que la idea de cansarte no te parece atractiva, he de decirte que es normal, no eres ningún bicho raro. **Eres humano, y los de nuestra especie, como el resto de los animales, somos vagos por naturaleza.**

En un medio natural ningún animal gasta energía porque sí. Evolutivamente hablando, no tiene sentido. Conseguir recursos es complicado, nadie te asegura que no vayas a pasar días sin comer, y hasta puede que tengas que caminar muchos kilómetros hasta alcanzar la fuente de agua más cercana. Para cualquier ser vivo, la energía es un recurso sumamente preciado, y si vas a gastar calorías, ya puede valer la pena.

Echa un vistazo a los animales salvajes, siempre los encontrarás tranquilos, descansando y conservando energía. Cuando la gastan es por un buen motivo: conseguir comida, defenderse o reproducirse, o, dicho en una palabra: **sobrevivir**.

Históricamente, el entorno de escasez en el que hemos vivido durante miles de años nos obligaba a movernos, y, nos gustase o no, el movimiento era el único medio de vida. Sin embargo, el entorno ya no es el que era, mira a tu alrededor. Ya no necesitamos movernos para conseguir agua o comida, ni para entrar en calor, ni para trasladarnos… Los grifos, los supermercados, los calefactores y los coches trabajan por nosotros.

Recuperar el movimiento como medio de vida es imperativo.

No es un capricho, un hobby o una opción, **es lo que nos están pidiendo a gritos la salud, el cuerpo y la sociedad.** Paso a paso y con pequeños cambios de hábitos, juntos vamos a conseguirlo.

Tu moneda de cambio

Tras el viaje a Okinawa, me puse a recapacitar. Tenía la sensación de que las conversaciones que había mantenido con los ancianos no me habían aportado nada. Hasta que me di cuenta de que en realidad sí que había un dato intangible que destacaba y que estaba presente en todos ellos: eran independientes. Cocinaban, salían a socializar por el pueblo, cuidaban de sus familiares y, lo más importante: vivían de manera autónoma.

Llegar a los noventa años con una buena capacidad física les permitía seguir siendo activos, tener un objetivo vital y ganas de vivir. Y es que, a fin de cuentas, la finalidad de tener salud es eso: disfrutar de la vida.

El propósito es cuidar del cuerpo que nos va a sostener hasta el final de nuestros días.

A partir de ahora, el movimiento será nuestra piedra angular. Juntos, haremos de él un hábito obvio, natural y sencillo que te permita invertir a diario en tu salud, dar pequeños pasos y afianzar tu seguro de vida.

Antes de nada, empezaremos por definir tres principios básicos que te enseñarán a mirar tu cuerpo como nunca lo has hecho. **Allá vamos.**

RESUMEN DEL CAPÍTULO

- El movimiento es medicina: previene enfermedades, mejora la salud y aumenta la longevidad.
- La inactividad física y el sedentarismo son dos de las principales causas de enfermedad.
- Si queremos disfrutar al máximo de la vida, debemos integrar el movimiento en nuestro día a día.

SEGUNDA PARTE

DEL ANTROPÓLOGO AL DETECTIVE: UNA NUEVA MIRADA SOBRE EL CUERPO

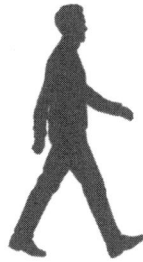

4

LOS TRES PRINCIPIOS FUNDAMENTALES

Nada tiene sentido en biología si no es a la luz de la evolución.

THEODOSIUS DOBZHANSKY

El camino de la salud

Estoy segura de que tú y yo estamos de acuerdo en dos cuestiones: queremos tener salud y queremos vivir bien. En esencia, buscamos lo mismo: una buena vida. Una de las lecciones que más me ha costado aprender en mi carrera profesional y personal es que aunque tomemos caminos diferentes, **la búsqueda de la salud sigue siempre un mismo sentido**.

Este camino puede tomar diversas formas: una travesía en la montaña llena de accidentes, una calle ajetreada llena de prisas y responsabilidades o un pasillo blanco con luces fluorescentes, camillas y salas de diagnósticos. Sea el que sea, necesitamos contar con la guía adecuada para saber orientarnos y evitar perdernos.

En este capítulo voy a compartir contigo **tres principios fundamentales que te servirán de brújula**. Te van a orientar en la enfermedad o en la salud, y te servirán de estrella polar hacia la que dirigirte estés donde estés.

Estos principios me los aplico a mí misma, a mis alumnos y a mis pacientes. Se basan en la esencia de la vida, la biología, y nos ayudan a observar el mundo a través de un prisma particular: el pensamiento evolutivo.

Antes de continuar leyendo, párate un momento a observar tu cuerpo. Mira tus pies, tus piernas. Mira tus manos, que sujetan este libro. ¿Alguna vez te has preguntado por qué tu cuerpo es como es? ¿Por qué tu pelvis tiene la forma que tiene? ¿Por qué tu nariz tiene esa protuberancia, con dos agujeros pequeños que miran hacia abajo? ¿Por qué tu espalda tiene cinco vértebras lumbares?

Vamos a desarrollar el pensamiento evolutivo para aprender a contestar a estas preguntas. Es el primer paso para entender cómo funciona el cuerpo, cómo mejorar tu salud y, lo mejor de todo, cómo disfrutar al máximo de la vida.

El pensamiento evolutivo

En 1859, Charles Darwin puso patas arriba nuestra concepción del mundo al publicar *El origen de las especies*. Su desafiante teoría de la evolución tiró por tierra el paradigma creacionista de la época. Para Darwin, el ser humano no era más que otro animal, ni mejor, ni más perfecto, simplemente el producto de una evolución. Una evolución que facilitó nuestra adaptación al medio natural, lo que él denominó selección natural.

Aunque de vez en cuando se nos olvide, **tú y yo somos ani-**

males. Biológicamente, los humanos compartimos el mismo objetivo que el resto de los seres vivos: esparcir y perpetuar nuestros genes en el tiempo. La evolución es el proceso que ocurre cuando hay un cambio en la información hereditaria que pasa de una generación a la siguiente.

Heather Heying, bióloga evolutiva y una de las investigadoras a las que más admiro, afirma: «Cada cosa que vemos, cada organismo que observamos y cada rasgo que contemplamos es una respuesta evolutiva a una necesidad ecológica».

¿Qué quiere decir todo esto? Que muchos de nuestros caracteres anatómicos, fisiológicos o conductuales pueden explicarse según una lógica evolutiva, ya que desempeñan o han desempeñado una función a lo largo de la historia. Pongamos tres ejemplos:

- Las cinco vértebras de la columna lumbar humana, frente a las cuatro del chimpancé, facilitan la posición erguida y la marcha.
- Nuestras glándulas sudoríparas nos permiten termorregular a altas temperaturas, correr y desplazarnos sin morir de calor.
- El sentido del dolor nos permite ser conscientes de que existe un daño cuando estamos heridos y, así, podemos proteger nuestro cuerpo.

Estos caracteres son adaptaciones porque facilitaron nuestra supervivencia, nos ayudaron a conseguir comida, a combatir patógenos y a evitar depredadores. En tu cuerpo encontrarás miles de atributos que se corresponden con adaptaciones del proceso evolutivo y que son **claves para entender lo que necesita de ti**.

Principio número 1: escucha tu cuerpo

Párate a pensar un momento. **Eres el resultado de millones de años de evolución**: tus manos, tus piernas, tu corazón, tu intestino…, y no solamente tus características anatómicas, también muchos de tus comportamientos o de las capacidades fisiológicas de tu organismo. Millones de años de historia se encuentran recogidos en ti. ¡Dime si no eres una verdadera maravilla! Tu cuerpo es muchísimo más sabio de lo que piensas.

Aunque no seamos conscientes, tu cuerpo es una máquina perfectamente engrasada que realiza a diario miles de procesos fisiológicos que te mantienen con vida. **Estás programado para sobrevivir.**

Aplicando el pensamiento evolutivo, vamos a contestar a una de las preguntas que más a menudo me plantean mis pacientes: «Me he hecho un esguince en el pie, ¿qué tengo que hacer?».

Lo primero que sentimos cuando nos hacemos un esguince es dolor. El pie nos duele cuando lo movemos, cuando lo apoyamos en el suelo y cuando intentamos caminar. **Ese dolor facilitó nuestra supervivencia.**

Si tras miles de años de evolución el dolor sigue apareciendo cuando nos hacemos un esguince, entendemos que ha supuesto una ventaja evolutiva y que tiene una función. **El dolor nos aporta información muy valiosa**: nos ayuda a modificar nuestro comportamiento. Si no fuese por ese dolor adaptativo, no seríamos conscientes de que existe una lesión, caminaríamos como si nada y empeoraríamos el daño. De hecho, se han descrito casos de personas con mutaciones genéticas que presentan insensibilidad congénita al dolor, lo que disminuye significativamente su esperanza y calidad de vida.

La inflamación aguda que sucede al dolor también es un mecanismo adaptativo. No es más que la respuesta del sistema inmune para crear nuevos capilares, potenciar la llegada de células inmunitarias y reparar el ligamento. Cuando tienes esto claro, dejas de observar la inflamación y el dolor como algo perjudicial y empiezas a entenderlo como la respuesta normal de tu organismo. Por eso la educación es tan poderosa en esos momentos de crisis: comprendemos lo que nos ocurre y el conocimiento vence al miedo.

Hace un par de años, en Tailandia, me hice un esguince bastante feo en el tobillo. Estaba entrenando y en la bajada de una trepa de cuerda di un salto y caí con el pie completamente de lado. Escuché un crac muy fuerte y me desplomé de dolor. Mi primer pensamiento fue que me había roto el peroné: el sonido que había escuchado no era el típico de un esguince, y el dolor era muy intenso. Lo primero que hice fue llevarme las manos al tobillo y palpar todas las estructuras para evaluar si había alguna deformidad o discontinuidad ósea. Lo siguiente fue probar a mover el tobillo de manera activa y, a continuación, me agarré el pie para moverlo pasivamente y descartar una luxación. El daño había sido mucho menor de lo que en un primer momento había creído.

Pedí a los dueños del gimnasio una venda con la que protegerme el tobillo en el trayecto hasta el hotel, puesto que estábamos a unos dos kilómetros a pie. Al llegar, me quité el vendaje, puse el tobillo en alto y empecé a moverlo todo lo posible, es decir, todo lo que mi pie me dejaba, permitiendo que la inflamación aumentara poco a poco. A la mañana siguiente, empecé a caminar a cámara lenta, cargando muy poquito peso sobre ese lado, y continué con los ejercicios de movilidad. Esa misma tarde, a las veinticuatro horas del accidente, ya podía caminar, y a los tres días, la primera inflamación ya había cesado de manera natural. Diez días más tarde, cuando llegué a España, lo primero que hice fue pedir consulta con un compañero fisioterapeuta para conocer con precisión el daño y poder tratarlo.

Esto puede pasarle a cualquiera, y no te lo cuento para evitar que vayas a urgencias; de hecho, si me hubiese ocurrido en España, eso habría sido lo primero que habría hecho, y lo que tú también deberías hacer. Conocer mi cuerpo y haber desarrollado un pensamiento evolutivo me ayudó a mantener la calma y a saber cómo actuar. De hecho, como veremos en el capítulo seis, mi percepción del dolor se vio influenciada directamente por el conocimiento que tengo sobre este, por mi bagaje profesional y mi sensación de control sobre la situación.

Escuchar a nuestro cuerpo es fundamental, pero nos hemos acostumbrado a ignorarlo. No queremos sentir dolor y cortamos la inflamación a la primera que podemos. Si tenemos fiebre nos tomamos un antipirético y, si estamos cansados, en vez de dormir nos bebemos un café. No estoy diciendo que haya que aguantarse, ni que haya que soportar dolor porque sí, en absoluto, hasta puede ser contraproducente, dependiendo de la persona, pero existe un punto medio. Nos creemos muy inteligentes y nos olvidamos de que el cuerpo tiene las respuestas a muchas de nuestras preguntas. Hay una sabiduría de millones de años en nuestro interior y, siempre, o casi siempre, conviene escucharla.

Principio número 2: usa tu cuerpo o lo perderás

Si miras alrededor, seguramente encuentres libros que ya leíste y no has vuelto a abrir, zapatos que hace años que no te pones y reservas para una ocasión especial, o incluso cajas que guardas en el armario por si un día te pueden servir. Guardamos cosas pensando en el futuro, por si llega el día en que nos hacen falta. **Nuestro cuerpo es mucho más minimalista: si hay algo que no utiliza, se deshace de ello.**

Energéticamente, tu cuerpo vive en un modo de ahorro constante y no va a invertir recursos en mantener estructuras porque sí: **lo que no usa lo pierde**. Existe una relación inseparable entre una estructura y su función. Se ha observado que, cuando un astronauta viaja al espacio y pasa semanas, si no meses, en un entorno sin gravedad, pierde densidad ósea. Al no estar expuestos al estímulo del impacto que recibirían al caminar, correr o simplemente estar de pie, la actividad de los osteoblastos y osteoclastos, es decir, las células de los huesos, se altera, y se experimenta una pérdida ósea de hasta un 1 por ciento al mes. La pérdida puede ser tal que muchos astronautas presentan osteoporosis al regresar y tardan años en recuperar la salud ósea.

Al igual que tus huesos tienen la función de sostenerte, tus músculos tienen la función de generar movimiento y tu corazón tiene la función de bombear sangre a tu cuerpo. La actividad es indispensable para mantener las capacidades de tu cuerpo y mantenerte con vida.

Cuando me hice el esguince, decidí compartir en las redes sociales todo lo que iba haciendo en pos de la rehabilitación: los ejercicios que realizaba, cómo empezaba a caminar y el momento en el que volví a entrenar al cabo de un par de días. Hubo mucha gente que me escribió sorprendida. ¿No era perjudicial mover el tobillo? ¿Cómo no me lo vendaba? ¿No me estaría haciendo más daño a costa de no dejarlo quieto?

Todas sus dudas eran válidas. Ellos también habían sufrido esguinces y lo primero que habían hecho había sido medicarse, inmovilizarlo, vendarlo e incluso usar una muleta para no apoyarlo. Desde su punto de vista, lo que yo estaba haciendo no tenía ningún sentido.

Desde el mío, tenía toda la lógica evolutiva del mundo.

Tras el traumatismo, comienza una fase aguda de inflamación que dura de veinticuatro a setenta y dos horas, en las que el movimiento suave ayuda a prevenir el edema y favorece la circulación de la sangre. Después de esta fase comienza la de reparación, en la que el cuerpo pone en marcha los mecanismos fisiológicos de los que dispone para sanar y reestructurar los tejidos. En esta fase, el movimiento y la carga son necesarias. El estímulo mecánico genera cambios químicos en las estructuras que facilitan la regeneración de tejido, lo que se conoce como fenómeno de mecanotransducción, del que te hablaré más detenidamente en el capítulo siete. Esta respuesta ayuda a tu cuerpo a reparar correctamente el ligamento, haciendo que la rehabilitación sea mucho más rápida y que la vuelta a la actividad resulte más sencilla.

Estaba aplicando los dos principios de los que ya hemos hablado:

1. **Escucha a tu cuerpo:** el propio dolor de tobillo me indicaba lo que podía hacer y lo que no.
2. **Úsalo o piérdelo:** el movimiento me permitió mantener la capacidad del tejido sano y facilitar la reparación del lesionado.

Cuando volví a España, mi fisioterapeuta me hizo una ecografía para evaluar la lesión. Su diagnóstico fue un esguince de tipo 2, pues la prueba reveló una rotura parcial del ligamento. Continué con los entrenamientos, aumentando progresivamente la carga, el impacto y la dificultad, hasta que al cabo de unos cinco meses recuperé la movilidad completa y me olvidé del dolor. **El cuerpo siempre necesita tiempo, pero si lo escuchamos y lo ayudamos, el proceso se vive con mucha más tranquilidad.**

Principio número 3: respeta tus necesidades biológicas

Como ya hemos visto, las adaptaciones evolutivas son respuestas a preguntas ecológicas, es decir, a las demandas de nuestro entorno. **Somos un reflejo del entorno en el que evolucionamos y por el que se produjeron todas esas adaptaciones.**

Tú y yo somos *Homo Sapiens* modernos. Hoy sabemos que nuestro cuerpo y nuestro cerebro son básicamente los mismos que tenían nuestros antecesores hace 200.000 años. Nuestros antepasados vivían en pequeños grupos donde todos se conocían, eran nómadas y sobrevivían recolectando plantas, comiendo insectos, cazando animales o alimentándose de carroña. Pasaban la mayor parte del tiempo al exterior, expuestos al sol, al frío y al calor. Se cuidaban los unos a los otros y se preocupaban por los más débiles del grupo. **Aunque nuestro entorno ha cambiado radicalmente, nuestros genes y nuestras necesidades biológicas básicas siguen siendo las mismas.** ¿Recuerdas cuándo fue la última vez que te despertaste con la luz del sol y te acostaste al caer la noche? ¿O la última vez que pasaste hambre de verdad? Y no me refiero a esas ganas de comer que te entran cuando llegas una hora más tarde a casa o cuando sabes que tu madre te ha preparado tus canelones favoritos. Me refiero al hambre de llevar un día sin probar bocado y salivar ante la idea de comerte una zanahoria.

Vivimos en un entorno completamente controlado, cómodo y seguro. Regulamos la temperatura a nuestro antojo: calefacción en invierno y aire acondicionado en verano; podemos tener acceso a luz tanto a las seis de la mañana como a las doce de la noche. Y, por supuesto, la gran mayoría podemos comer lo que queramos, cuando queramos, casi sin levantarnos del sofá. Lo único que necesitamos es una buena conexión a internet.

Si como hemos visto antes nuestro cuerpo es el producto de un proceso de evolución que ha tenido lugar en un entorno natural, **deberíamos preguntarnos qué ocurre cuando la vida moderna, hoy en día, nos aleja tanto de la naturaleza**.

Las revoluciones culturales que tuvieron lugar con la implantación de la agricultura y la ganadería, hace 12.000 años, y la industrialización, hace 300, han transformado nuestra vida: cuánto nos movemos, qué comemos, cuándo dormimos, cuánto frío o calor pasamos, cuándo vamos al baño, qué bebemos y cómo nos relacionamos.

La cultura nos ha permitido adaptarnos a todos los rincones del planeta, desde Alaska hasta Nepal, pasando por el desierto del Sáhara. No solo nos hemos adaptado, sino que hemos dominado. Hemos moldeado el entorno según nuestras necesidades y nuestros deseos: la vida nunca había sido tan cómoda. Estas revoluciones culturales forman parte del proceso evolutivo y nos han ayudado a aumentar la tasa de supervivencia, sin lugar a dudas. Y aunque la modernidad ha traído incontables beneficios, el problema surge cuando perdemos todo aquello que nos hace humanos: el movimiento, la alimentación natural, la sincronización con los ritmos circadianos o las relaciones sociales de calidad.

NECESIDADES BIOLÓGICAS FUNDAMENTALES

Movimiento
Alimentación natural
Ritmos circadianos
Relaciones sociales

Y aquí es donde entra el principio fundamental número tres: **respeta tus necesidades biológicas**. Todos entendemos que un pájaro encerrado, por mucho alpiste que le demos y por mucho que lo acerquemos a la ventana, no vive una buena vida. ¿Nosotros sí? ¿No estaremos forjando nuestras propias jaulas, alimentándonos de falso alpiste y haciéndonos creer que esto es lo mejor para nosotros?

Cuando me hice el esguince, respetar mis necesidades biológicas desempeñó un papel fundamental. Me aseguré de priorizar el sueño de calidad, de optimizar al máximo la ingesta de proteína y de grasas saludables, con una buena dosis de omega 3, y, como ya sabes, salí a caminar y continué moviéndome todo lo posible. A muchos fisioterapeutas nos gusta citar esta frase: «Tu cuerpo se cura solo, si tú le dejas», y aunque no pueda aplicarse a todas las circunstancias, **respetar sus necesidades es el primer paso para dejarlo actuar**.

Del antropólogo al detective

Espero que desde este momento empieces a percibir tu cuerpo de otra manera, que lo observes con otros ojos y que te pares a admirar de vez en cuando la maravilla que eres. Guarda estos principios y tenlos bien a mano, porque te ayudarán a recuperar el sentido siempre que lo necesites.

Ahora que ya has aprendido a observar tu cuerpo desde una perspectiva evolutiva con ojos de antropólogo, vamos a coger la lupa del detective. Estudiaremos el cuerpo al detalle para que te conozcas como nunca y entiendas todo que tu cuerpo dice sobre ti.

RESUMEN DEL CAPÍTULO

- Tu cuerpo es el resultado de miles de años de evolución.
- Los tres principios fundamentales nos ayudan a comprender cómo evolucionó nuestro cuerpo y cómo debemos cuidarnos para vivir plenamente: escucha tu cuerpo, úsalo o lo perderás y respeta tus necesidades biológicas.

5

DIME CÓMO TE MUEVES Y TE DIRÉ QUIÉN ERES

> Todo el mundo tiene un cuerpo que lo lleva a uno y que lo trae. No está de más que lo conozcamos.
>
> JUAN LUIS ARSUAGA,
> *Nuestro Cuerpo*

Todo está conectado

Recuerdo la primera vez que vi un cadáver, o, mejor dicho, varios cadáveres. Acababa de empezar la carrera de Fisioterapia y era el primer viernes que teníamos prácticas de anatomía en el depósito forense. Iba vestida con una bata blanca recién estrenada, al igual que todos mis compañeros novatos; parecíamos un rebaño de corderitos inocentes llegando al matadero. Al entrar en la sala, nos encontramos con varias encimeras metálicas. Cada una exponía un cadáver diferente cortado en cachitos: media cabeza, una mano, una pierna, un pecho seccionado en dos. Es difícil explicarlo; digamos que fue un momento entre fascinante y espeluznante. Nos dividieron en grupos para asignarnos a cada uno un miembro con el que trabajar. Una vez adaptada al olor del formol y superada la conmoción inicial, empecé a observarlo todo con una recién descubierta curiosidad.

Verás, soy una friki de los esquemas. Me encanta subrayar, hacer dibujos y utilizar mil colores distintos. Yo tenía organizados todos mis apuntes de anatomía en varias tablas, con columnas en las que definía el punto de origen e inserción de cada músculo, su inervación, su función y su posición. Todo estaba clarísimo. Sin embargo, cuando me puse delante del brazo de aquel cadáver e intenté reconocer las distintas partes, me resultó casi imposible. Los músculos se fusionaban con los tendones, los ligamentos estaban agrupados entre sí, y, de la nada, aparecían fascias, retináculos y vainas de las que nadie me había hablado y que probablemente tú tampoco hayas oído mencionar. **Aunque los esquemas y los colores están muy bien para estudiar, la realidad es otra cosa.**

El conocimiento es infinito, y nuestra capacidad de retenerlo, limitada, por eso a los seres humanos nos encanta fragmentarlo en materias claras y definidas. Sin embargo, por mucho que nos obcequemos, **el cuerpo no trabaja por partes, sino que es todo uno**. El brazo no puede moverse de manera independiente a la columna o a la cabeza. El pie no trabaja de forma separada de la rodilla. Si tengo el tobillo lesionado, la cadera y la espalda tendrán que reajustarse y actuar en consecuencia. Todo lo que ocurre en el cuerpo afecta a lo demás.

No eres únicamente la suma de las partes, eres la interacción de todas ellas, un verdadero reloj suizo. Para que tu organismo trabaje a la perfección, cada parte tiene que estar engrasada y coordinada con las demás, por eso el fallo de una sola puede desbaratar todo el dispositivo. Y si en el cuerpo todo es uno, tenemos que estudiar la patología y la enfermedad de la misma manera: en conjunto.

Pregúntate por qué

Intenta recordar la última vez que sentiste dolor, ya sea en la espalda, en el hombro o en el pie. Una de esas molestias que aparece poco a poco y a la que no le concedes mucha importancia hasta que un día haces un mal gesto y de repente se convierte en tu único pensamiento. De pronto, se te complica la vida. Movimientos diarios que realizabas de manera inconsciente, como ponerte un calcetín, levantarte del váter o prepararte un café, se vuelven de lo más complicado y añoras profundamente esa versión antigua de ti, ágil y flexible. ¡Ay, con lo bien que estabas!

Todos hemos pasado por ello, y en esas situaciones solo queremos una cosa: **eliminar el dolor lo antes posible**. Recibo mensajes a diario de personas que están pasando por esto mismo y buscan una solución sencilla y efectiva.

En el próximo capítulo veremos cómo utilizar el movimiento para aliviar el dolor. No obstante, antes de llegar ahí existe un paso previo que debemos dar: **tenemos que preguntarnos por qué**. ¿Por qué ha aparecido ese dolor?

Mi papel como fisioterapeuta no consiste únicamente en aliviar el dolor o tratar una lesión; en realidad, eso es lo fácil. Mi verdadero objetivo y lo que realmente busco es entender por qué han aparecido ese dolor o esa lesión crónica. Y es precisamente esta manera de pensar la que me gustaría que tú también incorporaras en tu día a día a partir de ahora. Saca al detective que llevas dentro para ver lo que hay detrás del dolor. Solo así podemos ocuparnos del problema de base, prevenir recaídas y desarrollar resiliencia. Recuerda que **no es lo mismo aliviar el dolor que solucionar el problema.**

En la mayor parte de las ocasiones, por no decir siempre, el cuerpo nos avisa de que está pasando algo mucho antes de que empecemos a sentir dolor o del diagnóstico de la enfermedad. Nos advierte.

Seguramente te suene la serie *The Big Bang Theory*, es una de mis comedias favoritas. Hay una escena que se repite varias veces a lo largo de las temporadas, cuando se montan en el coche de Penny. La luz que indica un fallo en el motor siempre está encendida, y Sheldon, muy irritado, no entiende cómo su amiga puede seguir conduciendo sin hacer nada al respecto. Ella prefiere ignorar el problema y crear una nueva narrativa: lo que está estropeado es el piloto y no el motor. No hay de qué preocuparse.

Nuestro cuerpo está lleno de detectores ultrasofisticados que nos avisan cuando algo no anda bien, y debemos prestarles atención. Nos manda señales de lo que necesita y de lo que le ocurre, pero, claro, si no las entendemos, es muy difícil reaccionar a tiempo. Acabamos con dolores y patologías que para nosotros han aparecido de la nada, cuando en realidad llevaban mucho tiempo incubándose.

Por eso, a continuación, te enseñaré a observar tu cuerpo con el cuidado de un investigador. Analizarás tu postura, tu movilidad, aprenderás a escucharte y a reconocer las señales. **Aquí empieza un camino de autodescubrimiento para saber qué dice de ti tu cuerpo.**

Así que prepara la lupa y la libreta, Watson, que allá vamos.

La postura

Sé que este capítulo se está poniendo muy interesante y que te va a costar dejar el libro a un lado, pero tengo que pedirte que lo hagas (solo unos segundos). Dirígete hacia un espejo de cuerpo entero que tengas por casa, si puedes, quédate en ropa interior y mírate de arriba abajo.

Vas a hacer un escáner visual para contemplarte tal y como eres. **La maravilla que eres.**

1) Los pies:

- ¿Están los dedos separados o juntos?

- ¿Hay un pie más rotado hacia fuera que otro?

- ¿Sientes el peso del cuerpo repartido en todo el pie o concentrado en una parte?

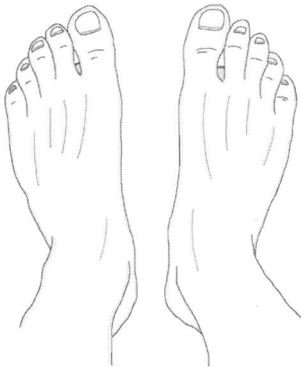

2) **Las rodillas:**

- ¿Hay una más alta que la otra?

  _____

- ¿Las ves alineadas o están inclinadas hacia dentro (*valgo*) o hacia fuera (*varo*)?

  _____

- ¿Están completamente rectas, un poco flexionadas (*genu flexo*) o hiperextendidas (*genu recurvatum*)?

  _____

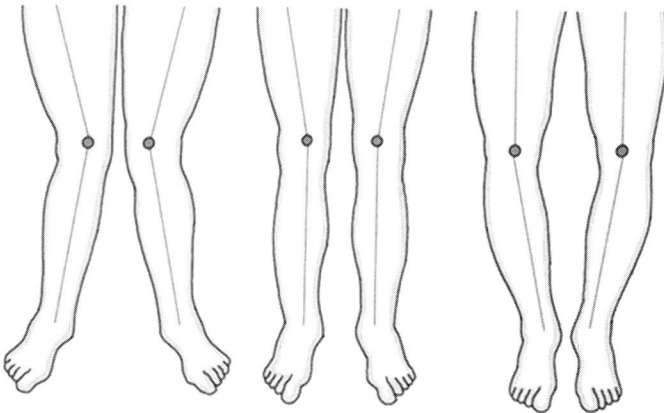

Genu valgo   Neutro   Genu varo

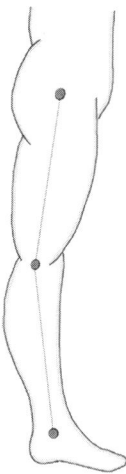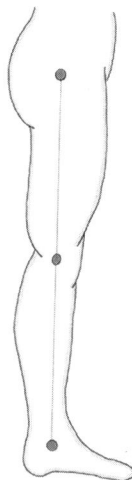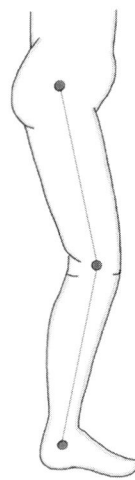

Genu recurvatum   Neutro   Genu flexo

3) La cadera:

- ¿Hay una más alta que la otra?

  _____

- ¿Hay una pierna más rotada hacia fuera que la otra?

  _____

- ¿Si te pones de perfil, dirías que estás neutra, en anteversión o retroversión?

  _____

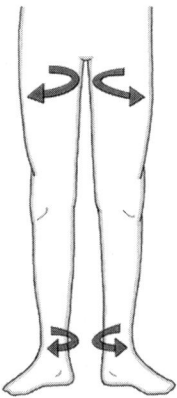
Rotación Externa

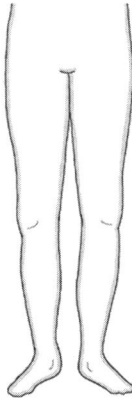
Neutra

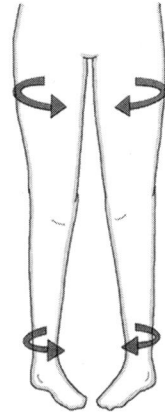
Rotación interna

Retroversión
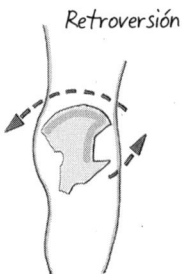

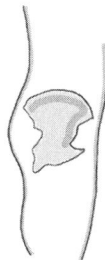
Neutro

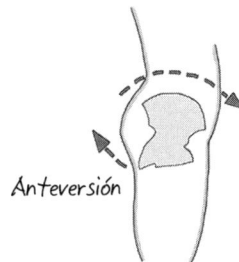
Anteversión

4) La columna:

- Cuando te miras de frente, ¿te ves completamente vertical o hay algún tipo de desviación lateral?

- ¿Tienes el ombligo en el medio o hacia un lado? ¿Sobresalen igual las costillas de la derecha y las de la izquierda?

- Cuando te miras de perfil, ¿ves las tres curvas o están atenuadas?

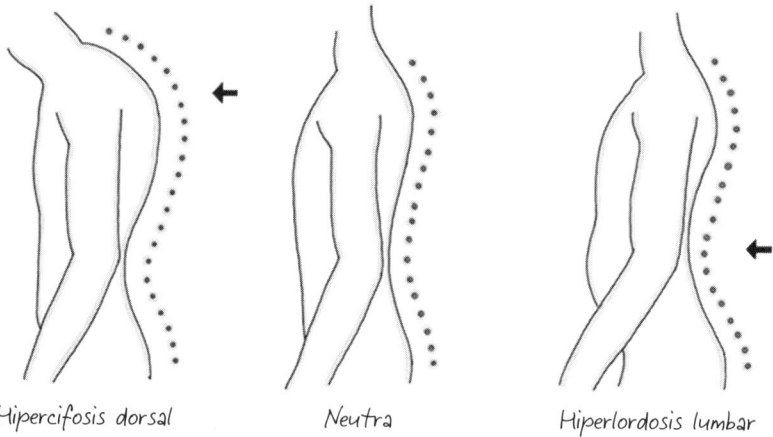

Hipercifosis dorsal · · · · · Neutra · · · · · Hiperlordosis lumbar

5) Los hombros, codos y manos:

- ¿Hay un hombro un poco más alto o más adelantado que el otro?

- ¿Están ambos codos igual de extendidos, o hay uno más flexionado?

- ¿Tienes las manos colocadas de la misma manera o hay diferencias?

_____

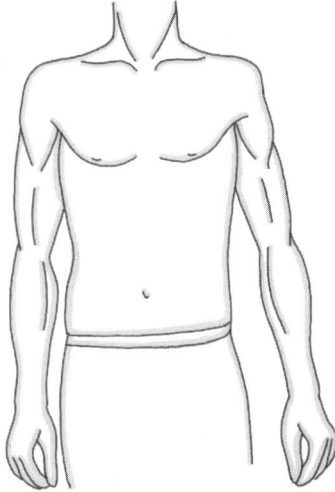

6) **La cabeza:**

- ¿Tienes un ojo más alto que el otro?

_____

- ¿Tienes la cabeza completamente recta o un poco inclinada?

_____

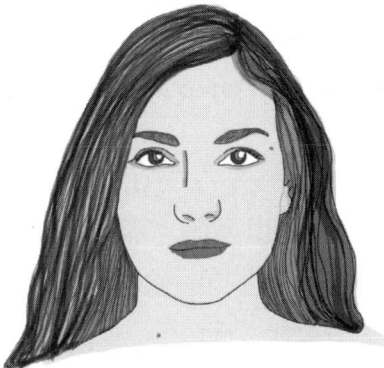

¿Cómo debería ser mi postura?

Analizar nuestra postura estática es un ejercicio muy interesante porque aprendemos a mirarnos con otros ojos y nos enseña cuáles son nuestras posiciones más naturales. La postura de cada persona es única, es la suma de su anatomía, de sus experiencias de movimiento y hasta de su carácter y sus emociones. Las personas más extrovertidas suelen tener una posición del cuerpo más abierta que las que son más tímidas y vergonzosas, y cuando estamos tristes los hombros tienden a irse hacia delante, pero cuando estamos contentos, se van hacia atrás. El cuerpo dice mucho de nosotros.

Y puesto que todos tenemos una postura diferente, podemos concluir que la postura perfecta no existe.

Además, el cuerpo no es simétrico: el corazón está a la izquierda, y el hígado, a la derecha. Tampoco utilizamos ambos lados del cuerpo por igual: puede que escribamos con la derecha y golpeemos la pelota con la izquierda. Genéticamente, habrá personas que tengan la pelvis más ancha o más estrecha, mayor o menor curvatura en la espalda. Es normal observar pequeñas desviaciones y asimetrías que el cuerpo ha ido generando con el paso del tiempo y a las que se ha ido adaptando.

Con frecuencia me llegan mensajes de personas alarmadas al descubrir que tienen una cadera más alta que la otra, una rectificación cervical o una hiperlordosis lumbar. En realidad, esas descripciones no son indicativos de que algo vaya mal, sino que se trata de los términos que utilizamos los fisioterapeutas para describir el cuerpo. Solo debemos preocuparnos cuando estas desviaciones y asimetrías son muy pronunciadas.

Si fuésemos a construir un edificio, trataríamos de crear una estructura lo más alineada posible para repartir mejor el peso y hacerlo más resistente al paso del tiempo. En el cuerpo humano buscamos lo mismo: cuanto más alineadas estén las estructuras, más eficientes seremos en nuestro movimiento. Sin embargo, nosotros no somos edificios ni ladrillos, nuestro cuerpo lo conforma tejido vivo con capacidad de adaptación. Por ello, aunque la postura es importante y se debe tener en cuenta, no lo es todo.

El caso de Usain Bolt

¿Sabías que el hombre más rápido del mundo tiene escoliosis? Usain Bolt, oro olímpico de los 100 y 200 metros lisos, tiene escoliosis y una pierna más corta que la otra, lo que le hizo acomodar su zancada de carrera. Bolt cuenta que cuando empezó en el atletismo se lesionaba con frecuencia, pero gracias al trabajo de fortalecimiento, dejó de sufrir problemas de espalda.

Tiene sentido. Lo importante no es la forma de su columna, si no lo que puede hacer con ella. Al final, esa postura estática es como la foto de un instante, no puede contar toda la historia. Mucho más relevante que la posición es la capacidad de movimiento, y eso es lo que vamos a analizar a continuación.

La movilidad

Seguramente hayas visto alguna vez a un bebé tumbado boca arriba en su carrito disfrutando inmensamente de chuparse el dedo gordo del pie. Está aprendiendo a identificarse con su cuerpo, a reconocer que ese pie es suyo y la boca es su canal de exploración del mundo. Su cerebro es prácticamente una hoja en blanco en la que cada día se incluyen nuevos trazos, todas las experiencias que vive van a influir en cómo será de adulto.

¿Has probado a llevarte el pie a la boca recientemente? Igual te cuesta un poco más que cuando estabas en el carrito, eso si llegas. Conforme vamos creciendo, nos exponemos a nuevas y más enriquecedoras experiencias motoras: corremos, saltamos, nadamos. Nuestro cuerpo se hace bueno en aquello que repite, y todo lo que no usa, lo pierde (como vimos en el principio fundamental número dos). **Al evaluar nuestra movilidad, estamos rebuscando en nuestro cerebro.** Analizamos las estrategias motoras que tenemos memorizadas y que nuestro cuerpo puede reproducir.

Los pies son un gran reflejo de esta teoría. Prueba a ponerte de pie descalzo y mover solo el dedo gordo del pie: mantén los otros dedos pegados al suelo y levanta únicamente el gordo. ¿Lo consigues o te parece imposible?

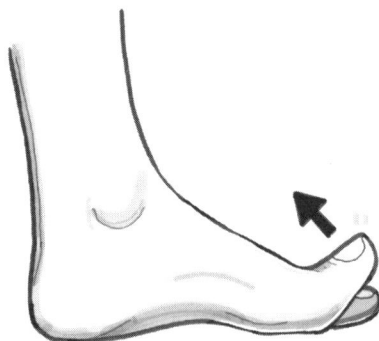

A mí también me pareció imposible la primera vez que lo intenté. Era como si mi cerebro no supiese de la existencia de mis dedos. No es que no se puedan mover, porque claramente cuando los agarras sí que puedes hacerlo pasivamente, es que tu cerebro no sabe, o, mejor dicho, lo ha olvidado. El uso del calzado cerrado hace que no necesitemos mover los dedos de los pies, y si no recibimos estímulo sensitivo y de movimiento, acabamos perdiendo esa capacidad, de la que te hablaré más en el hábito tres. La movilidad ofrece datos sobre la representación del cuerpo en el cerebro, que no es más que la suma de experiencias que hemos guardado a lo largo de la vida.

Ya sabes cómo están tus pies, ahora vamos a hacernos una idea general del resto del cuerpo:

Test de movilidad

Al realizar las pruebas sigue estas pautas:
- Descálzate y ponte ropa cómoda. Los zapatos pueden engañarnos y dar una falsa sensación de movilidad.
- Muévete en rangos sin dolor. Si a partir de cierta amplitud no te sientes seguro, no sigas y tampoco fuerces. Toma esa medida como rango de movilidad sin dolor.
- Realiza las pruebas en ambos lados. Si tienes antecedentes de lesiones o cirugías en alguno de ellos, es normal evidenciar asimetrías.

1) Tobillo
- Para: Flexión dorsal de tobillo.
- Posición de inicio: Arrodíllate y coloca las puntas de los dedos de los pies a 12 cm de una pared.
- Ejecución: Sin separar el talón del suelo, avanza la rodilla por encima de los dedos de los pies hasta tocar la pared.

- Resultado: Si la rodilla toca la pared, movilidad completa. Si la rodilla no toca la pared, movilidad limitada.
- Tu resultado: _____

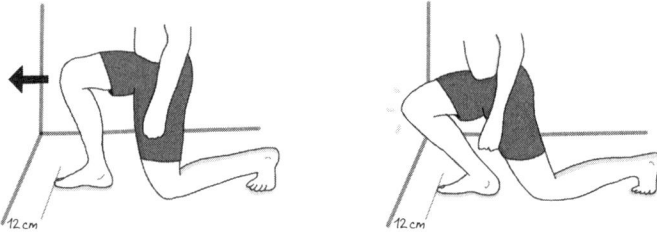

2) Rodilla

- Para: Flexión de rodilla.
- Posición de inicio: Arrodíllate en el suelo o sobre un cojín.
- Ejecución: Siéntate en posición de seiza, con los glúteos en contacto con los talones.
- Resultado: Si los glúteos tocan los talones, movilidad completa. Si los glúteos no tocan los talones, movilidad limitada.
- Tu resultado: _____

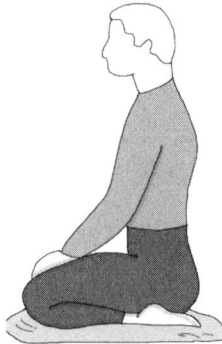

3) Cadera

- Para: Flexión de cadera.
- Posición de inicio: Túmbate boca arriba en el suelo.
- Ejecución: La pierna que no trabaja debe permanecer extendida, en contacto con el suelo y sin moverse. Acerca la rodilla de la pierna que trabaja hacia el pecho.
- Resultado: Si el muslo contacta con el vientre, movilidad completa. Si el muslo no contacta con el vientre, movilidad limitada.
- Tu resultado: _____

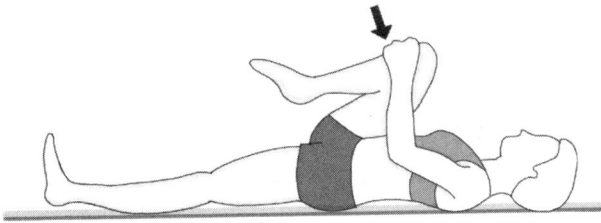

4) Hombro

- Para: Flexión de hombro.
- Posición de inicio: De pie, de espaldas a la pared, aléjate un paso y flexiona la cadera para que la lumbar quede en contacto con la pared.
- Ejecución: Manteniendo los codos extendidos, levanta los brazos por encima de la cabeza hacia la pared.
- Resultado: Si las manos tocan la pared, movilidad completa. Si las manos no tocan la pared, movilidad limitada.
- Tu resultado: _____

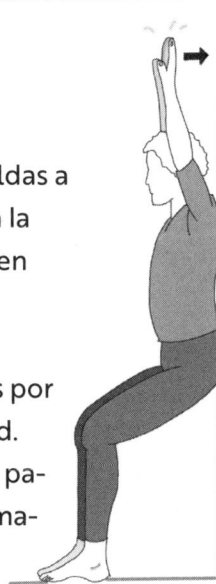

5) Sentadilla egipcia

- Para: Movilidad global del cuerpo.
- Posición de inicio:
    1. De pie, con los pies situados un poco más del ancho de los hombros.
    2. Con las palmas de las manos colocadas hacia arriba, sostén una pica o el palo de una escoba.
    3. Lleva los brazos por encima de la cabeza con los codos extendidos.
- Ejecución: Manteniendo en equilibrio la pica por encima de la cabeza, baja hasta hacer una sentadilla lo más profunda que puedas.
- Resultado: Si completas el movimiento, movilidad completa. Si no completas el movimiento, movilidad limitada.
- Tu resultado: _____

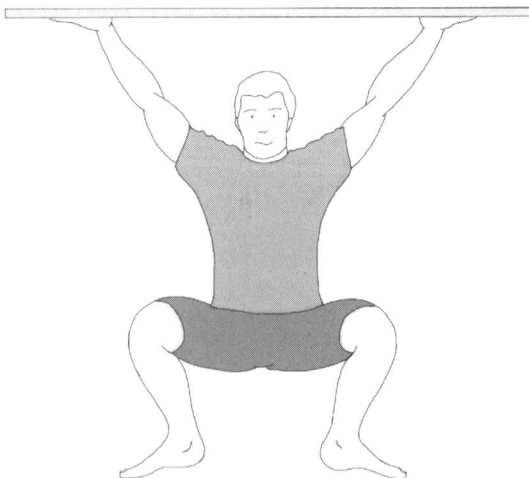

¿Cómo debería ser mi movilidad?

Con las ochenta y ocho teclas que tiene un piano se han conseguido escribir algunas de las mejores obras musicales de la historia. Si le quito cuarenta y cuatro, seguramente siga pudiendo componer melodías extraordinarias, pero mi capacidad será más limitada. **Con la movilidad pasa lo mismo.**

Idealmente, todas tus articulaciones disfrutarían de la mayor capacidad de movimiento posible, al menos aquella que anatómicamente puedan realizar (recuerda que eres el resultado de millones de años de evolución). Cuanta más movilidad tengas, más estrategias motoras podrás llevar a cabo: agacharte, subir un escalón muy alto, arrastrarte, sentarte como un yogui… Tu vida será más fácil y más divertida. Tus articulaciones se moverán de manera más eficiente, vas a poder reducir las lesiones por sobrecarga y, cuando te hagas mayor y tus posibilidades de movimiento se reduzcan, podrás asegurarte una mayor calidad de vida e independencia.

El cerebro nunca deja de aprender, y, por ende, la movilidad está en constante evolución. El movimiento se entrena y se desarrolla. Los resultados del test de hoy son solo el punto de partida de este camino. Por eso, te animo a repetirlos en cuatro semanas, tras integrar en tu rutina diaria el hábito número dos. Te sorprenderá ver los cambios que es capaz de llevar a cabo tu cuerpo.

Si te apetece explorarte en mayor profundidad, puedes acceder al test de movilidad completo que encontrarás en la página web del libro para evaluar todas las articulaciones a través del siguiente QR.

Las señales

La alarma del despertador, el pitido del microondas, el ruido de la radio, las bocinas del atasco, el motor de los coches, el bullicio de la oficina, las notificaciones de WhatsApp, el aviso del email que llega a las ocho de la tarde, el runrún de Netflix en segundo plano y el soniquete de diez segundos que se ha hecho viral en Instagram. Solo han pasado veinticuatro horas, pero las sirenas de la vida moderna ya se han impuesto a las señales de tu cuerpo. **Que no nos extrañe: somos expertos en lo urgente, pero ineptos en lo importante.**

La realidad es que no tenemos tiempo para escucharnos y prestar atención a lo que necesita nuestro cuerpo. Incluso cuando se desgañita para que le hagamos caso y nos lanza dolores aquí y allá, molestias, inflamaciones… nos resulta tan desagradable que preferimos acallarlo.

- Si me duele la cabeza, me tomo una aspirina.
- Si se me resiente el hombro tras el entrenamiento, tiro de ibuprofeno.
- Si me entra un bajón de energía después de comer, me pido un café.

Todas esas sensaciones desagradables y esas señales nos están proporcionando información, son pequeñas pistas de nuestro estado de salud.

Hasta ahora has observado tu cuerpo desde el exterior, mirándote al espejo y evaluando tu postura y tu movimiento. En el siguiente apartado vas a trasladar la atención hacia el interior, para contemplar todas esas sensaciones silenciadas y así reconectar contigo mismo.

Voy a pedirte que realices un escáner sensorial para explorar el estado de las distintas partes de tu cuerpo. Si puedes, retírate a un sitio donde nadie te pueda molestar, túmbate o siéntate. Pon el móvil en silencio, dale la vuelta y aléjalo. Este es tu momento de pararte a reflexionar y escucharte con sinceridad.

Escáner general del cuerpo

Cierra los ojos y realiza cinco respiraciones profundas. Intenta llevar la atención hacia tu cuerpo, evita centrarte en los pensamientos. Obsérvalo en su conjunto, las sensaciones que te llegan de él. ¿Sientes alguna zona con más intensidad que otra? Puede que te resulte más sencillo percibir la espalda o el estómago, pero que te cueste captar información de los brazos o de la cabeza. Simplemente toma consciencia sobre qué partes del cuerpo destacan por encima de las demás y cuáles parecen estar olvidadas.

Dedícale unos cinco minutos y retoma la lectura en el siguiente apartado.

La respiración y los latidos

Vas a volver a cerrar los ojos, pero esta vez quiero que coloques las manos sobre el pecho, encima del corazón. Dirige la atención a esa zona de tu cuerpo. Pregúntate cómo es tu respiración y los latidos de tu corazón. ¿Respiras profundamente, con inspiraciones y espiraciones largas, o son más bien cortas? ¿Cómo percibes los latidos del órgano que te mantiene con vida? ¿Son rápidos o siguen un ritmo pausado y tranquilo?

Dedícale unos cinco minutos y retoma la lectura en el siguiente apartado.

El sistema digestivo

Ahora vamos a dedicarle atención al sistema digestivo. Pon las manos a la altura del ombligo y concéntrate en esa zona. Pregúntate cómo están tu estómago y tus intestinos. ¿Sientes tensión u opresión? ¿Observas que el abdomen sigue el movimiento ascendente y descendente de la respiración? ¿Te están diciendo algo tus tripas o no?

Dedícale unos cinco minutos y retoma la lectura en el siguiente apartado.

De los pies a las orejas

Por último, pasemos a la guinda final: quiero que observes con detenimiento cada parte de tu cuerpo. Cierra los ojos y, empezando por los dedos de los pies, párate unos segundos a escanear cada centímetro de tu cuerpo, por delante y por detrás. Mantén la atención en cada zona al menos durante tres respiraciones profundas.

Pies, tobillos, gemelos, rodillas, muslos, pubis, cadera, glúteos, cintura, espalda, pecho, manos, muñecas, codos, hombros, cuello, mandíbula, lengua, nariz, ojos, frente y orejas.

Vete formulándote las siguientes preguntas:

¿Sientes tensión o relajación? ¿Notas los músculos apretados o sueltos? ¿Tienes dolor o molestias? ¿Te dice algo esa parte de tu cuerpo?

Dedícale unos cinco minutos y, cuando consideres, continúa leyendo el resto del capítulo.

¿Qué te está intentado decir tu cuerpo?

Posiblemente esta haya sido la primera vez que te has parado a observar tu cuerpo para entenderte y no para juzgarte. Para mirarte tal y como eres, sin críticas ni expectativas, sino con pura curiosidad.

Todas estas señales que has escuchado se llaman marcadores somáticos y nos permiten tomar consciencia de lo que sucede en nuestro interior. Como escribe Antonio Valenzuela en su libro *Estimula tu nervio vago*, «el cuerpo sabe aquello de lo que se ha percatado nuestro subconsciente y de lo que la mente consciente aún no se ha dado cuenta».

- Si te cuesta percibir ciertas partes de tu fisonomía, es posible que necesites desarrollar la consciencia corporal y afianzar la conexión mente-cuerpo. El movimiento es tu mejor aliado para ello.
- Si has percibido que tu frecuencia cardiaca está elevada, que respiras de manera superficial y que respirar hondo no te surge de manera natural, puede que sea el momento de reflexionar sobre los niveles de estrés en tu día a día. Lo mismo se aplica si has sentido tensión o presión en alguna parte del cuerpo, si tienes la mandíbula apretada o te has visto con el ceño fruncido. ¿Qué está pasando? ¿Cuál es el origen de ese estrés? ¿Puedes hacer algo para mejorar la situación?

- Si te has dado cuenta de que sientes una bola en el estómago o tensión abdominal, lo primero que te recomiendo es revisar la salud digestiva. ¿Comes con placer? ¿Padeces hinchazón, gases o malestar? ¿Vas al baño con regularidad? Más del 80 por ciento del sistema inmune se encuentra en el sistema digestivo, y podemos descubrir mucha información de nuestro estado de salud atendiendo al intestino.
- Si, en cambio, notas molestias o dolor en alguna zona o articulación, el mensaje es bastante sencillo: tu cuerpo te está pidiendo que le prestes atención. En el próximo capítulo veremos cómo hacerlo.

Para toda la vida

Conocer tu cuerpo y aprender a escucharte son los dos primeros pasos que hay que dar para llevar una vida sana. Vivimos en una sociedad que nos empuja a adoptar un ritmo frenético y que nos desconecta de nosotros mismos. Por suerte, tu cuerpo lo guarda todo y siempre tienes la opción de coger el mando de tu vida, darle al *pause* y observarte. ¿Qué dice tu postura de ti? ¿Y tu movimiento? ¿Te has parado a atender a esas señales?

Solo cuando somos capaces de escuchar a nuestro cuerpo podemos llegar a entenderlo.

Espero que hayas disfrutado y aprendido cosas de ti mismo. Que este ejercicio te haya servido para apreciarte un poco más, admirar y respetar el cuerpo que te acompañará durante el resto de tu vida. **No lo olvides: eres una auténtica maravilla.**

Ahora ha llegado el momento de entender el poder del movimiento: para aliviar el dolor, para cuidar tu cuerpo, para proteger tu cerebro, para mejorar tu salud y para ganar años de vida.

Adelante.

RESUMEN DEL CAPÍTULO

- Tu cuerpo es un todo: cada parte influye en el resto y no trabaja de forma aislada.
- Analizar tu postura, evaluar tu movilidad y observar tus sensaciones internas te ayuda a conocer mejor tu cuerpo y a entender lo que necesita.
- Cuando sientas estrés o dolor, tómate unos minutos para respirar y reconectar con tu cuerpo. Escucharte y conocerte es esencial para cuidar de tu salud.

TERCERA PARTE

EL PODER DEL MOVIMIENTO EN ACCIÓN

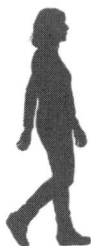

6

PARA ALIVIAR EL DOLOR

Si no fuera por la posibilidad de sentir los estados del cuerpo, que de manera innata tienen ordenado ser dolorosos o gratos, no habría sufrimiento ni dicha, no existiría deseo ni clemencia, no cabría la tragedia ni la gloria en la condición humana.

Antonio Damasio,
El error de Descartes

La sorpresa de Robert

Robert Kincaid no podía imaginarse el hallazgo con el que tropezarían sus médicos esa mañana. Corría febrero de 2003, en Gourouck, una pequeña ciudad costera a treinta minutos en coche de Glasgow, Escocia, cuando llegó al hospital de Inverclyde para una consulta de revisión. Unos días antes, Robert, de ochenta y cuatro años, había sufrido una caída y venía notando problemas de equilibrio desde hacía tiempo, algo que, según sus médicos, **era normal para una persona de su edad**.

Solicitaron una radiografía para descartar fracturas y revisar el estado de la columna vertebral. Cuando recibieron los resultados, nadie se podía creer lo que estaban viendo: había una bala en el cuello de Robert.

No presentaba ninguna herida, estaba lúcido y ni siquiera refería dolor. ¿Cómo había llegado esa bala hasta ahí? ¿Cómo era posible que Robert no lo supiese? ¿Cómo podía alguien tener una bala en el cuello y no sentir ni una mínima molestia? Nadie se lo explicaba.

Al final descubrieron que la bala y Robert habían convivido durante más de sesenta años, desde la batalla de Dunkerque, en el verano de 1940. Robert formaba parte del séptimo batallón de los Highlanders de Argyll y Sutherland, encargados de defender la retaguardia de las tropas británicas durante la evacuación.

En una entrevista para la BBC contó que los alemanes hicieron saltar por los aires un camión de munición muy cerca de su posición, lo que le dejó inconsciente. Al despertarse, salió huyendo y sintió dos impactos en el cuello, pero creyó que las balas habían salido igual que habían entrado. Incluso fue atendido por un médico francés en un hospital de campaña, pero había tantos heridos graves y tanta muerte a su alrededor que, según relata, no revisaron su caso por no ser de máxima prioridad. Robert acabó siendo capturado en Holanda y pasó cinco años prisionero en un campo de Bavaria hasta el fin de la Segunda Guerra Mundial, en 1945.

La historia de Robert es extraordinaria, pero lo más rocambolesco es que no es la única. En 2022, una radiografía reveló que el veterano de guerra Zhao He, de noventa y cinco años, había convivido durante casi ocho décadas con una bala alojada en el cuello y que nunca le había molestado.

¿Cómo puede ser esto posible? Estos hombres viviendo durante años con una bala y yo si una noche duermo en una posición un poco rara, me levanto con el cuello torcido y un dolor terrible.

Estos son los hallazgos gracias a los cuales nos replanteamos nuestras creencias, abrimos nuevas incógnitas y líneas de investigación. **A la vista está: el dolor es mucho más complejo de lo que pensamos.** ¿De qué depende sentirlo o no? Y ¿cómo podemos modularlo?

¿Qué es el dolor?

Te despiertas una noche con ganas de ir al baño y todo está a oscuras. Sales de la cama con los ojos medio cerrados y los brazos por delante, buscando el marco de la puerta del dormitorio. Desafortunadamente, no has tenido en cuenta la silla, y tampoco sus cuatro patas. Tu meñique se estrella contra una de ellas. Duele. Duele muchísimo. Duele como nunca antes te había dolido nada. No necesitas una definición para saber que eso es dolor.

Aunque en esas situaciones nos parece muy tangible y real, el dolor sigue siendo una de las grandes incógnitas para la comunidad científica: todavía hay muchas más preguntas que respuestas. El sistema nervioso desempeña una función primordial en cómo percibimos el dolor y cómo lo procesamos, y el cerebro, del que todavía falta muchísimo por averiguar, juega un papel protagonista.

Según la Asociación Internacional para el Estudio del Dolor, «el dolor es una experiencia sensorial y emocional desagradable asociada o similar a la asociada a un daño tisular real o potencial».

Esta definición tiene varios matices que conviene destacar:

- Al definir el dolor como una experiencia sensorial y emocional entendemos que no solamente se trata de algo físico, sino que nuestras emociones también influyen en él (luego veremos cómo).
- Si hablamos de daño tisular real y además potencial, quiere decir que podemos sentir dolor aunque nuestro cuerpo y nuestros tejidos no estén afectados, es decir, que se trate principalmente de una experiencia emocional.

Eso explica que si tú y yo nos lesionamos, no sentiremos lo mismo: **nuestro dolor será distinto**. Toda experiencia dolorosa depende de factores psicológicos, sociales, genéticos e incluso de vivencias pasadas. **Tu percepción y la mía serán diferentes.**

¿Recuerdas el esguince que me hice en Tailandia? El hecho de que no fuera el primero, sino más bien el cuarto o el quinto, sumado a mi experiencia profesional tratando decenas de tobillos, determinó cómo mi cerebro procesó el dolor. Seguramente otra persona que sufra ese mismo esguince, por primera vez y sin experiencias previas ni conocimientos para valorar la gravedad de la lesión, lo perciba de forma muy diferente.

Cuando mi sobrino estaba aprendiendo a andar le gustaba acompañarnos al supermercado a mi marido y a mí, lo cual hacía que un paseo de treinta minutos se convirtiese en una ruta de dos horas. Intercalábamos pequeños trayectos a pie con otros en los que lo llevábamos en brazos. Indudablemente, esos paseos incluían tropezones y caídas al asfalto, y aunque a veces el porrazo parecía feo, Enriquito sabía caer con las manos, levantarse solo y sacudirse el polvo, todo sin llorar. Curiosamente, la primera vez que nos acompañaron sus abuelos y se cayó, su reacción no fue la misma. La abuela pegó un grito de miedo y él se quedó tumbado en el asfalto llorando, esperando a que lo levantaran.

Un mismo suceso puede resultar en dos experiencias distintas, dependiendo de la interpretación emocional que le da el entorno. No es lo mismo si me caigo de bruces y a mi alrededor la gente está tranquila y en calma, a si me caigo y mi entorno responde con temor. Todos estos acontecimientos se van guardando en la memoria, modelando el entendimiento del dolor y la manera de responder ante él cuando somos adultos. Consciente o inconscientemente, **el dolor se enseña y el dolor se aprende**.

El dolor adaptativo

Como ya has leído, en la mayor parte de las ocasiones el dolor desempeña un papel adaptativo. Gracias a él somos conscientes de que nuestro cuerpo necesita protección, modificamos comportamientos y aprendemos de la situación. Si yo me quemo el dedo porque he acercado la mano al fuego, pasarán dos cosas: una, que protegeré el dedo quemado durante los siguientes días hasta que cicatricen los tejidos, y dos, que no volveré a acercar la mano a las llamas. **Trabaja como un sistema de alarma que nos avisa del daño.**

Se trata del mismo tipo de dolor que sentimos cuando nos hacemos un esguince o un desgarro muscular, nos da lumbago o sufrimos una tendinitis. En términos clínicos se denomina dolor agudo, ya que responde a un acontecimiento concreto, tiene una duración corta y por lo general su intensidad disminuye conforme los tejidos se van curando y regenerando.

Este dolor es el que nos ha salvado la vida durante millones y millones de años y por eso mismo debemos escucharlo.

Sin embargo, como demuestran las historias de Robert Kincaid y Zhao He, no siempre podemos contar con ese sistema de alarma. ¿Por qué? Porque a veces no sentir dolor puede ser más adaptativo que sentirlo, sobre todo en situaciones de vida o muerte. En una zona de combate, si te disparan y no sientes dolor tienes más probabilidades de salir huyendo y sobrevivir. Gracias a ello, posiblemente nuestros protagonistas consiguieron salir con vida de esas situaciones. **En su caso, sobrevivir era una prioridad mayor que sentir dolor.**

En resumen, hemos contemplado dos situaciones: en la primera estoy herida y siento un dolor adaptativo; en la segunda estoy herida y no percibo dolor, lo cual, dependiendo del contexto, podría ser adaptativo. Ahora vamos con la tercera: no estoy herido pero sí siento dolor.

El dolor crónico

Estás en casa cocinando y has vertido un poco de aceite en la sartén cuando te llaman por teléfono y se te va el santo al cielo. Al cabo de unos minutos te das cuenta de que la casa está llena de humo, salta la alarma de incendios y vuelves corriendo a la cocina. Hay fuego en la sartén, pero has llegado a tiempo y consigues apagarlo. Abres puertas y ventanas para ventilar, por suerte todo ha quedado en un buen susto. Entonces te das cuenta de que la alarma de incendios no se apaga. Ya no hay fuego, ya no hay humo, todo parece estar bien, pero la sirena sigue sonando. Llamas a los técnicos, la revisan y te confirman que está todo en orden. No tiene sentido que la alarma esté activa y, aun así, lo está.

Esta metáfora es lo que representa el dolor crónico. **No son alucinaciones, no te lo estás inventando y tampoco estás exagerando: ese dolor que sientes es real, pero ha dejado de ser adaptativo y ahora es disfuncional.**

El dolor crónico se describe como aquel que persiste más allá de tres a seis meses y que no necesariamente está relacionado con un daño en el tejido. Se puede clasificar en:

- Dolor crónico secundario, como aquel que persiste tras un cáncer, una lesión nerviosa, un dolor visceral, una cirugía, cefaleas o una lesión musculoesquelética. En estos casos, el dolor inicial se correspondía con el daño en los tejidos, era adaptativo, pero ese problema se resolvió y el dolor se mantuvo. Por ejemplo, una persona que desarrolla una tendinitis en el hombro y, a pesar de que la inflamación se resuelve y el tendón se regenera, el dolor persiste. Es justo lo que acabamos de ilustrar con el ejemplo de la cocina.

- Dolor crónico primario, como el de la lumbalgia inespecífica o la fibromialgia. En estos casos, a pesar de no existir un daño o una lesión, hay dolor. Por ejemplo, una persona que sufre de dolor de espalda pero en ningún momento se ha hecho daño. El dolor apareció sin causa aparente y los test y las resonancias no encuentran nada. Volviendo al ejemplo de la cocina, la alarma de incendios se ha encendido a pesar de que nunca hubo fuego.

Lo que ha sucedido es una reprogramación del sistema nervioso. Al igual que el cerebro aprende a no volver a meter la mano en el fuego la primera vez que nos quemamos, el sistema nervioso también es capaz de aprender a sentir dolor. Y lo peor de todo es que se convierte en un experto en sentirlo. Si yo percibo dolor durante semanas o meses, mi cuerpo aprende a padecer dolor y se sensibiliza. De hecho, la tolerancia disminuye. Si antes las molestias de espalda se despertaban al caminar una hora seguida, ahora aparecen a la media hora, luego a los diez minutos y más adelante a los dos. El sistema de alerta reacciona ante el mínimo estímulo.

Esta reprogramación ocurre gracias a la **neuroplasticidad**, la capacidad que tiene el cerebro de reestructurarse y adaptarse, que es la encargada de producir cambios en todo el sistema nervioso: desde los receptores de la piel hasta el cerebro.

La neuromatriz

Sé que este es un tema complejo, pero no te preocupes, voy a intentar simplificarlo al máximo. Antes de profundizar en la neurofisiología del dolor, vamos a volver un momento al golpe que te diste en el pie cuando estabas yendo al baño. Piensa: ¿qué es lo primero que harías nada más sentir el impacto? Puede que hasta te estén dando ganas de hacerlo.

Exacto. Te tocas el pie. Incluso puede que lo aprietes fuertemente con la mano. Pues eso que te sale de forma automática es la aplicación más básica de la neurofisiología del dolor.

El estímulo del golpe, al que llamaremos a partir de ahora **nociceptivo**, activó la vía del dolor. En ese primer momento, gracias al fenómeno de **transducción**, se activaron las terminaciones nerviosas de tu cuerpo. Esa señal eléctrica se transmitió desde la periferia del cuerpo y viajó por la médula espinal hasta llegar al cerebro, donde se integran los mensajes y tomas consciencia de lo que ocurre. Pero hay un paso previo que conviene destacar y que es transcendental: la **modulación**. Tanto antes como después de que el mensaje nociceptivo se procese en el cerebro, la señal se modula: puede aumentar o inhibirse.

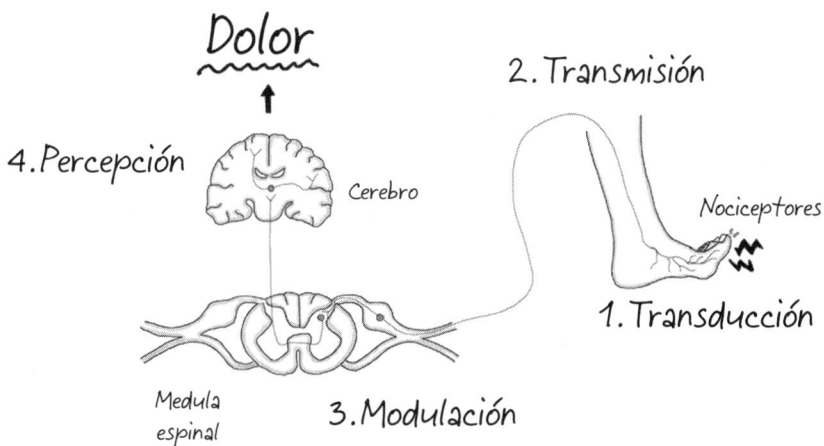

91

Así, cuando tú te tocas el pie de manera inconsciente, estás actuando sobre el proceso de modulación, inhibiéndolo. La señal que le llega a tu cerebro es el sumatorio del estímulo nociceptivo del golpe más el estímulo inhibitorio del tacto con presión de tu mano, que reduce la intensidad cuando el mensaje llega al cerebro.

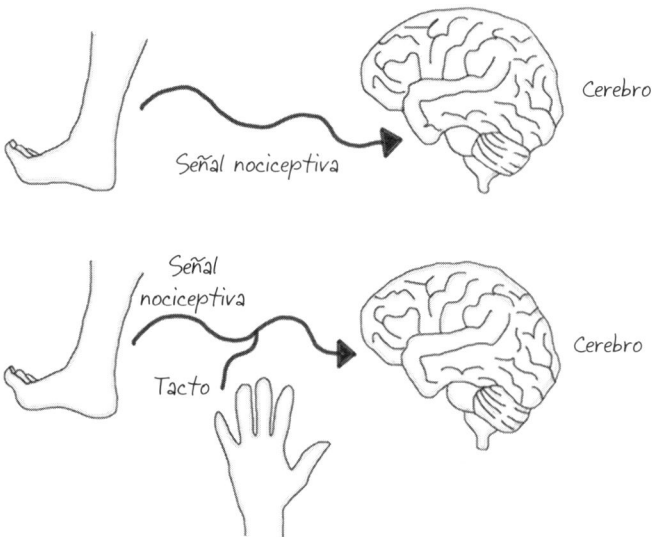

Te habrás dado cuenta de que esta teoría, sin embargo, no explica que existan personas que sienten dolor crónico sin nada que lo estimule. Algo falta. Eso mismo se dijeron sus creadores, Patrick Wall y Ronald Melzack, al desarrollar la teoría de la neuromatriz. En ella nos enseñan que el dolor no es únicamente la respuesta a la señal nociceptiva, sino que también puede originarse en el sistema nervioso central, es decir, en la médula espinal y en el cerebro.

Pero ¿por qué iba a querer el cerebro producir dolor porque sí?

Porque interpreta que estás en peligro. El cerebro produce dolor porque existe un contexto emocional, social y físico tal que deduce que existe una amenaza. **Esa percepción cerebral**

de peligro es la que se halla en el fondo del dolor. Por eso la alarma de incendios no termina de apagarse. No es que esté rota, sino que descodifica como fuego lo que no lo es. **Y seguirá sonando hasta que recuperes la seguridad.**

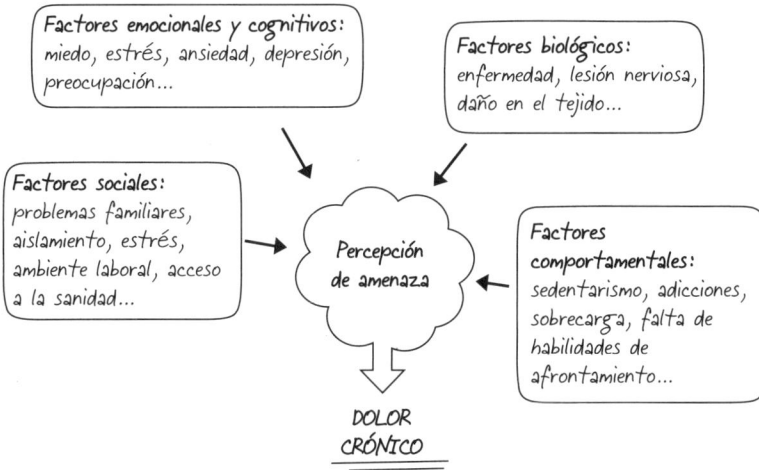

Factores emocionales y cognitivos: miedo, estrés, ansiedad, depresión, preocupación...

Factores biológicos: enfermedad, lesión nerviosa, daño en el tejido...

Factores sociales: problemas familiares, aislamiento, estrés, ambiente laboral, acceso a la sanidad...

Percepción de amenaza

Factores comportamentales: sedentarismo, adicciones, sobrecarga, falta de habilidades de afrontamiento...

DOLOR CRÓNICO

Imagina dos personas:

- Persona A: duerme bien, vive en un entorno en el que se siente segura, practica deporte, tiene buenas relaciones sociales y es optimista.
- Persona B: duerme mal, tiene dificultades económicas, se siente insegura en el trabajo, no practica deporte, está sola y es pesimista.

Ahora imagínate que ambos se caen y se hacen un desgarro en el hombro. Ante la misma lesión, con el mismo estímulo nociceptivo, la experiencia dolorosa va a ser completamente diferente. El contexto de amenaza en el que se encuentra la persona B puede provocar que ese accidente se convierta en el detonante de un dolor crónico. ¿Es por la gravedad del traumatismo? No. ¿Es porque duerme mal? No. ¿Es porque está sola? Tampoco. **Es la suma de todo.**

Un nuevo prisma

De pequeña tenía un libro de ilusiones ópticas que me encantaba. Cada página incluía un ejercicio diferente con desafíos que me hacían dudar de mi perspectiva. El problema era que, de tanto verlo, ya me lo sabía de memoria y era incapaz de recordar cómo las ilusiones me habían engañado al principio, por eso me encantaba enseñárselo a mis amigas cuando venían a jugar a casa. Y ahora que tú estás leyendo mi libro, aprovecho para enseñarte la ilusión de Sander.

De esas dos líneas diagonales, ¿cuál dirías que es la más larga? ¿La del paralelogramo pequeño de la derecha o la del grande de la izquierda?

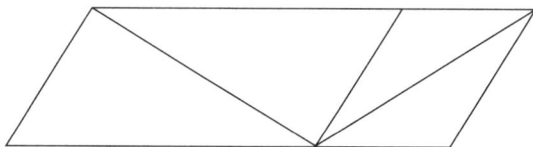

Lo cierto es que ambas miden lo mismo. Si quieres puedes coger la regla y comprobarlo.

¿Por qué no lo parece? Los expertos explican que las líneas diagonales dan percepción de profundidad y generan una representación visual de perspectiva, consiguiendo que las percibamos con longitudes diferentes.

Vuelve a mirar el dibujo. Ahora que conoces el porqué, seguramente te cueste volver a observarlo de la misma manera, porque el entendimiento de lo que ves te hace cambiar de perspectiva. Nuestra comprensión del mundo nos ayuda a percibirlo de otra manera, y con el dolor pasa exactamente igual: **la comprensión del dolor modifica la percepción del mismo**.

En un estudio se pretendió evaluar de qué forma podía influir la educación en neurociencia del dolor sobre un grupo de personas diagnosticadas de fibromialgia. La intervención consistió en cinco sesiones semanales de dos horas en las que se formaba a los participantes en la neurociencia del dolor y en cómo influye la percepción de amenaza sobre el cerebro. Los resultados fueron espectaculares. Al acabar la quinta sesión de formación, 44 de los 85 sujetos que participaron en el estudio dejaron de cumplir los criterios para ser diagnosticados de fibromialgia. Un año después, el número ascendió a 56.

Solo con entender lo que es el dolor, 56 personas redujeron la intensidad que sentían. Ese saber moduló el mensaje, les ayudó a reinterpretar su salud, a calibrar el nivel de alarma y, en última instancia, a reducir su dolor.

Fascinante.

El poder del movimiento para aliviar el dolor

Ahora que ya conoces la neurociencia, vamos a pasar a la aplicación práctica, empezando por desvelar el poder analgésico del movimiento.

Uno de los mitos más extendidos en nuestra sociedad es que cuando nos duele una parte del cuerpo, tenemos que quedarnos quietos. Ante la mínima molestia en la espalda, en el hombro o en la rodilla, la mayoría de las personas elegirán tirarse en el sofá, coger el cabestrillo o colocarse una rodillera. Algunos por miedo, otros por mala recomendación, pero la mayoría porque creen que es lo mejor.

El dolor no te está pidiendo que no te muevas, lo que el dolor te dice es cuánto te puedes mover.

Por eso quiero que memorices un nuevo mantra: si me duele, me muevo.

Si me duele, me muevo.

Si me duele, me muevo.

Si me duele, me muevo.

Muy bien.

Seguro que has experimentado alguna vez ese subidón de energía y euforia después de una buena sesión de ejercicio. Ha sido duro, te has esforzado, has sudado y te sientes mejor que nunca. Las responsables de esa sensación tan maravillosa son las endorfinas, unos péptidos que produce el cerebro y que comúnmente conocemos como hormonas de la felicidad.

Lo increíble de estas sustancias es que, además de hacernos sentir exultantes, también tienen el poder de reducir el dolor. Aunque estemos acostumbrados a tirar de fármacos cuando nos duele algo, lo cierto es que nuestro organismo ya cuenta con un sistema analgésico propio. Las endorfinas son capaces de activar el mecanismo interno de analgesia, llamado sistema inhibidor descendente, que consigue modular la señal nociceptiva e inhibe el dolor. Imagínate lo potente que puede ser este sistema que pudo bloquear la señal de las balas que le dispararon a Robert en el cuello para permitirle salir huyendo.

Ese sistema interno de analgesia se activa cuando realizamos un ejercicio físico intenso, y lo mejor es que podemos entrenarlo para que esté más activo. Antes te explicaba que el cerebro aprende a sentir dolor y perfecciona esta habilidad, se sensibiliza. Pues, de la misma manera, también puede mejorar su capacidad para aliviar el dolor. Por lo tanto, cuanto más ejercicio hagas, más competente serás en activar el sistema inhibidor descendente, y, cuanto menos te muevas, más dificultad tendrás para activarlo.

Posiblemente te estés preguntando: ¿cómo voy a hacer ejercicio si me duele el cuerpo? ¿No me haré aún más daño?

No. Siempre y cuando sigas estas cinco pautas que voy a darte, no solo no vas a hacerte más daño, sino que vas a salir muchísimo más fuerte:

Muévete todo lo posible sin dolor

Cuando estamos lesionados, tendemos a centrar la atención en todo lo que no podemos hacer, en lo que nos cuesta, en lo que nos duele. Necesito que te esfuerces por hacer lo contrario: enfócate en lo que sí eres capaz de hacer. Tal vez si te duele la espalda no puedas salir a correr, pero sí caminar distancias cortas, nadar, hacer pilates o subirte a la bicicleta estática. No importa la actividad que elijas, siempre y cuando te permita mover el cuerpo sin dolor.

Escoge ejercicios con los que te sientas seguro

Recuerda que el dolor es una percepción de amenaza y para reducirla es crucial sentirnos seguros. Selecciona los ejercicios con los que sabes que te sientes bien y a los que no tienes miedo. Puede que haya personas que se sientan muy seguras levantando treinta kilos del suelo, aun con dolor de espalda, y habrá otras a las que cinco kilos les parezca una burrada. Nadie te conoce mejor que tú mismo, por eso es necesario que adaptes el movimiento no solo a tus capacidades físicas, sino también a las emocionales.

Busca experiencias de movimiento positivas

El dolor está influenciado por tus experiencias previas. Si llevas meses con molestias en la espalda, tu sistema nervioso ha aprendido a asociar el movimiento de esta con el dolor. De la misma manera, si vas acumulando día a día movimientos pequeños y fáciles en los que no te duele nada, estarás creando buenos recuerdos y experiencias positivas de movimiento. Estarás reeducando la relación cuerpo-cerebro y reconciliándote con el movimiento.

Muévete despacio

Movernos despacio es una de las estrategias más eficaces para reducir la percepción de amenaza. El movimiento lento y controlado, acompañado de la respiración profunda, hace que el cerebro se sienta seguro, lo que inhibe la señal nociceptiva. Si te duele levantar el brazo por encima de la cabeza, prueba a repetir ese mismo gesto a cámara lenta, verás como la intensidad disminuye y posiblemente puedas alzar el brazo un poco más arriba que antes.

Gana tolerancia

El objetivo último es recuperar la tolerancia original. Cuando te sientas preparado, ni antes ni después, vuelve a exponerte a los movimientos, ejercicios y pesos que te provocaban dolor. Si me duele cuando me agacho a coger peso, puedo empezar agachándome a recoger un calcetín y al día siguiente un zapato. No se trata de apretar los dientes y aguantar, ni mucho menos, se trata de volver a exponerte a las mismas situaciones con otra disposición, con una mayor seguridad en ti mismo, sin miedo y con control.

(En el capítulo dieciséis, hábito cinco, te enseñaré estrategias concretas de movimiento para cada parte del cuerpo).

Del miedo a la resiliencia

El dolor tiene un mejor amigo: el miedo. Ese miedo nos paraliza, nos impide avanzar, nos fragiliza, nos hace pensar que no tenemos capacidad de decisión.

Como me duele y tengo miedo a que me duela más, no hago nada y no me muevo.

Como no me muevo, mi cuerpo y mi mente se fragilizan.

Como soy más frágil, todo me cuesta más.

Como todo me cuesta más, cada vez siento más miedo y más dolor.

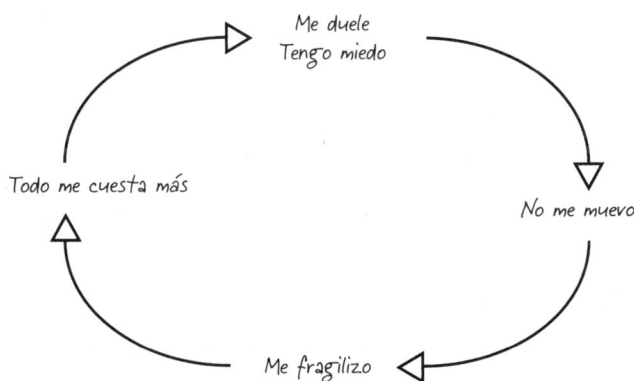

Y así entramos en un círculo vicioso del que cuesta muchísimo salir. **Hasta que nos movemos y acabamos con ese círculo.**

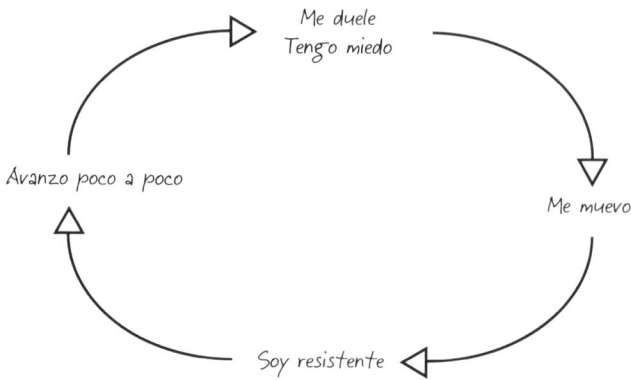

Me duele
Tengo miedo

Me muevo

Soy resistente

Avanzo poco a poco

Me duele y me da miedo que me duela más, pero aun así voy a moverme.

Me muevo, me doy cuenta de que no soy frágil, de que mi cuerpo es resistente.

Sé que soy resistente, poco a poco voy avanzando.

Estoy progresando, siento dolor y siento miedo, y, aun así, sigo.

Seré sincera contigo: el dolor y el miedo son inevitables. Forman parte de la vida y, si no fuese por ellos, nuestra especie se habría extinguido hace mucho tiempo. No queremos eliminarlos. Lo que buscamos es desarrollar fortaleza y valentía para mirar al dolor a los ojos y decir: «Yo puedo». Para actuar y movernos, aun cuando tengamos miedo. **El dolor no decide por ti, solo tú escribes tu historia.**

RESUMEN DEL CAPÍTULO

- El dolor es una experiencia compleja que depende tanto del daño físico como de las emociones, vivencias y entorno.
- Entender el dolor, movernos de forma segura y generar experiencias positivas son elementos claves para aliviarlo y recuperar la fuerza.
- El dolor y el miedo no deciden por ti: tú tienes el poder de construir resiliencia y avanzar. El movimiento es tu mejor aliado.

7

PARA CUIDAR TUS ARTICULACIONES

Tendré que soportar dos o tres orugas si quiero conocer a las mariposas.

Antoine de Saint-Exupéry
El principito

La clase magistral de Senséi

Era uno de los eventos más importantes del año. Llevaban semanas difundiendo el mensaje entre todos los alumnos de Okinawa. El sábado 23 de noviembre a las ocho de la tarde, nada más y nada menos que Senséi Sugihara Masayasu, el fundador del Byakuren Kaikan, un estilo de kárate *full contact*, impartía una clase magistral a sus setenta y tres años.

Quince minutos antes de empezar, ahí estaba yo, entrando por la puerta del dojo.

Era una sala ancha con grandes ventanales hasta el techo y un tatami verde mate que recubría todo el suelo. Las paredes blancas abarrotadas de fotos y diplomas rezumaban olor a incienso. Al fondo a la izquierda, presidiendo la estancia, se hallaba el altar, con un cuadro de madera que representaba a Bodhidharma, el fundador del budismo zen, a cuyos lados tenía dos estatuas gigantes talladas en piedra de Nio, una deidad protectora que se representa como un guardián musculoso de rostro enfurecido. Desperdigados por la sala, dos decenas de alumnos con kimonos blancos y cinturones azules, verdes, marrones y negros esperaban el inicio de la clase.

Dejé las sandalias en la estantería de madera que había a la derecha y, caminando de puntillas, me dirigí hasta los bancos del fondo. Me sentía fuera de lugar y, objetivamente, lo estaba. Las mallas negras de Oysho y la camiseta *oversize* con estampado de artes marciales me delataban. Mi única aproximación al Byakuren habían sido las dos clases de hora y media a las que había acudido para acompañar a mi marido, el verdadero artista marcial de la familia. No te voy a engañar, estaba bastante perdida. Senséi Nakata, nuestro maestro, nos había avisado del acontecimiento y había insistido en que fuéramos los dos. Sí, por raro que parezca, yo incluida. Según él, no nos lo podíamos perder, y la verdad es que tenía razón. Era la oportunidad de aprender de una leyenda viva y aunque yo idea tenía muy poca, ilusión no me faltaba.

Senséi Sugihara dio comienzo la clase con un breve discurso en japonés y rápidamente pasamos al calentamiento. Comenzamos con ejercicios sencillos: círculos con los pies, giros de rodillas y rotaciones de cadera. Siempre repitiendo en voz alta la secuencia del uno al diez en japonés: *ichi, ni, san, shi…* Menos mal que los números me los sabía.

Poco a poco, la cosa se fue complicando hacia movimientos más rápidos, lanzábamos puñetazos al aire y golpeábamos hacia delante con las rodillas (¡que me perdone el vocabulario todo karateka que me lea!). Antes de llegar al trabajo de patadas, tocó sentarse en el suelo para terminar de estirar. Pasamos por el típico ejercicio de tocarse las puntas de los pies, la sentadilla profunda y acabamos con uno de los más difíciles: el *split*, o lo que en español llamamos «abrirse de piernas».

Senséi, a sus, repito, setenta y tres años, estaba sentado con las piernas separadas en una línea perfectamente horizontal: ciento ochenta grados de apertura. Tenía las rodillas extendidas, los hombros relajados y el tronco recto, como si pudiera pasarse tranquilamente ahí el resto de su vida. En contraste, algunos de los chavales más jóvenes, de quince y veinte años, sufrían a más no poder. Intentaban mantener la postura con la espalda doblada, las rodillas flexionadas y las caras compungidas. ¡No te imaginas cuánto agradecí mis años acumulados de sesiones de movilidad! Ni de lejos estaba tan cómoda como Senséi, pero me animó el hecho de ser más flexible que algunos karatekas más jóvenes que yo.

Seguidamente, pasamos a la práctica en pareja. Senséi demostraba cada golpe y, a continuación, lo explicaba con uno de sus alumnos. Cuando lanzaba un puño al adversario, su tronco y su cadera lo acompañaban en un movimiento potente y fluido. Parecía tener los pies anclados al suelo. Su expresión era tranquila y confiada. Su movimiento, preciso y veloz. Nada le costaba.

Era el ejemplo perfecto de una vida en movimiento.

Un cuerpo que se había construido con perseverancia, tiempo y práctica. La definición de virtuosismo: capaz de hacer lo ordinario extraordinariamente bien. A sus setenta y tres años demostraba más movilidad que el 90 por ciento de sus alumnos, y, a decir verdad, que el 99 por ciento de las personas que conozco. Exhibía un control exquisito de su cuerpo, con fuerza, agilidad y flexibilidad.

¿Es Senséi un caso único? ¿O tenemos todos el potencial de desarrollar esa capacidad física? ¿Qué debemos hacer para llegar a los setenta y tres años fuertes, ágiles y flexibles?

El lenguaje de las células

Es más que probable que alguna vez te has fijado en esas plantitas que aparecen en los sitios más insospechados. Brotes que crecen a través del asfalto contra todo pronóstico, ramas que atraviesan las rendijas de vallas metálicas y flores silvestres que surgen entre los muros de piedra. La luz, la lluvia, el viento y la gravedad han moldeado su crecimiento, ayudándolas a florecer gracias y a pesar de los obstáculos del entorno. Fascinante, ¿verdad? Pues aunque ni tú ni yo seamos plantas, nuestro cuerpo también es el resultado de ese proceso.

Las fuerzas del entorno nos moldean, y lo hacen comunicándose directamente con nuestras células.

Este proceso se llama **mecanotransducción**, y se define como el mecanismo celular mediante el que los estímulos mecánicos del medio externo provocan señales químicas en el interior de las células. Esos estímulos influyen sobre la síntesis de proteínas, la proliferación celular y hasta la expresión de los genes. **Básicamente, esto quiere decir que, cuando se aplica una fuerza sobre un organismo, las células responden generando una señal.** Gracias a este proceso, tus cuádriceps ganan fuerza con las sentadillas de los viernes, tus huesos se fortalecen con la carga de peso y tu tendón se regenera después de una lesión. El movimiento es el ejemplo por definición de la mecanotransducción, de ahí que sea un estímulo de vital importancia para tu cuerpo.

Tus huesos, tus músculos, tus tendones, tus ligamentos y tu cartílago lo necesitan para que las células hagan su trabajo. El movimiento permite a tu cuerpo mantenerse sano, reparar el daño y desarrollar todo su potencial, con veinte, cincuenta o setenta y tres años.

Explorando tu sistema musculoesquelético

Tu cuerpo está formado por aproximadamente 206 huesos, 360 articulaciones, 900 ligamentos, 4.000 tendones y 600 músculos. Todos ellos están compuestos por tejido vivo y comparten un mismo propósito: mantenerte en movimiento. El *ikigai*, o razón de ser, de tu sistema musculoesquelético es asegurarse de que te muevas.

¿Cómo conseguimos unos huesos sólidos?

Mucha gente cree que los huesos son un tejido inerte, pero nada más lejos de la realidad: **los huesos son verdaderos órganos.** Además de las funciones obvias, es decir, proporcionar sostén y movimiento, también sirven de almacén de minerales, como el calcio, secretan hormonas y albergan la médula ósea, que es donde se generan las células sanguíneas.

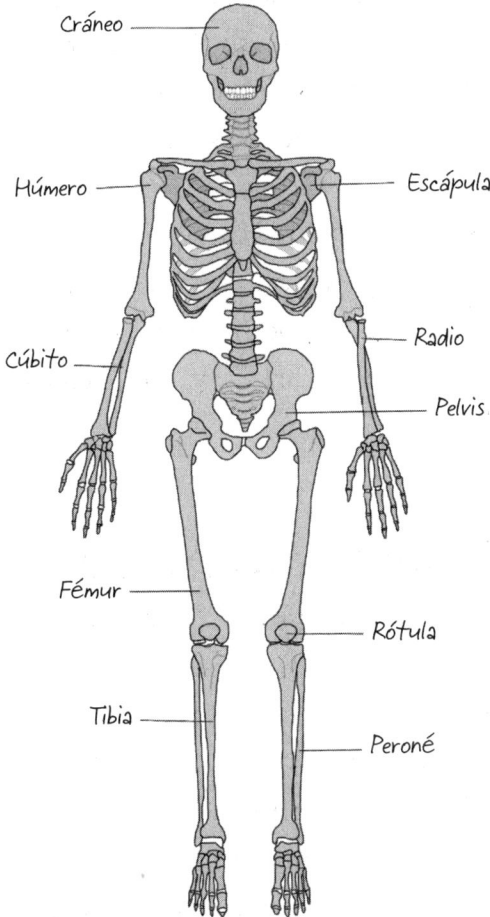

Los huesos se encuentran en un proceso continuo de remodelación. Esto significa que diariamente los osteoblastos construyen hueso y los osteoclastos lo destruyen, lo que provoca una renovación ósea del 5 al 10 por ciento cada año. En la osteopenia y la osteoporosis, dos enfermedades que debilitan los huesos, se produce una disminución de la densidad mineral ósea debido a un desajuste en ese proceso de remodelación. Se destruye hueso más rápidamente que se forma, lo que da lugar a huesos frágiles y susceptibles de romperse. Lo más peligroso es que este proceso ocurre de forma silenciosa, no notas absolutamente nada hasta que ya es demasiado tarde y en cualquier caída tonta llega la fractura.

De jóvenes no pensamos demasiado en ello, sin embargo este proceso cobra relevancia cuando nos hacemos mayores. Fíjate en estas cifras:

- La primera causa de muerte accidental entre los mayores de sesenta y cinco años son las caídas.
- Si te rompes la cadera con más de sesenta y cinco años, la probabilidad de que mueras en los doce meses siguientes puede ser de hasta el 27 por ciento.
- Romperte la cadera con más de sesenta años aumenta exponencialmente el riesgo de morir por cualquier causa hasta en un 178 por ciento, frente a aquellos que no se la han roto.

La densidad ósea se mantiene estable hasta los cuarenta o cincuenta años, momento en el que empieza a descender. En las mujeres, la disminución de estrógenos que ocurre con la menopausia acentúa la caída vertiginosamente.

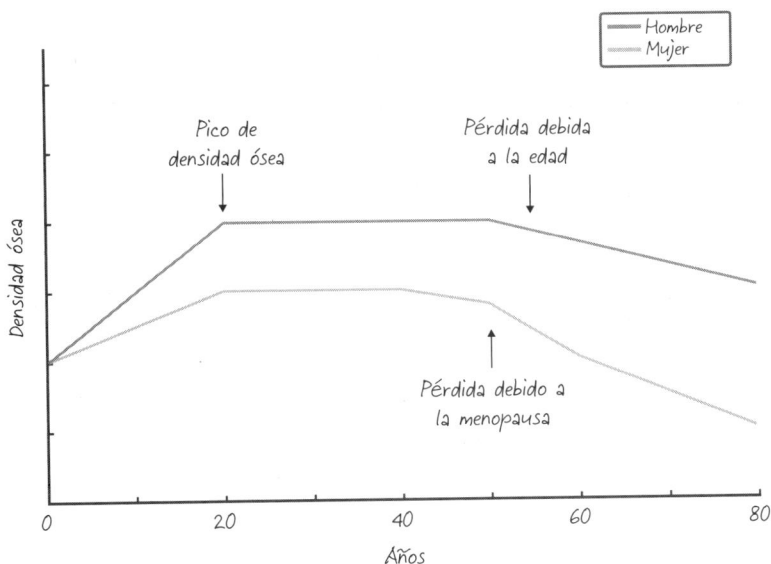

Hombre
Mujer

Pico de
densidad ósea

Pérdida debida
a la edad

Densidad ósea

Pérdida debido a
la menopausia

0   20   40   60   80

Años

De ahí que sea tan importante desarrollar unos huesos fuertes de jóvenes, porque estaremos invirtiendo en nuestro seguro de vida de cara a la vejez.

Pero incluso cuando ya hemos dejado atrás los años mozos seguimos teniendo la capacidad de ralentizar la caída.

Y ¿cómo lo hacemos? ¿Cómo comunicamos a los huesos que deben aumentar la densidad ósea? ¡Ya lo sabes! Con la mecanotransducción.

De todos los tipos de estímulos posibles, el que más gusta a los huesos es la carga de peso. Soportar, resistir y transportar kilos les encanta. Puedes coger mancuernas, levantar una barra cargada de discos o echarte una mochila con peso a la espalda. En pocas palabras, si quieres huesos sólidos, entrena fuerza. Cuando le pides a tu cuerpo que cargue y transporte peso, este entiende que necesita adaptarse a dicho estímulo y responde aumentando la velocidad con la que crea hueso nuevo. El entrenamiento de fuerza es una vía directa de comunicación con los osteocitos, que es la forma de conservar y desarrollar unos huesos lo más densos y fuertes posibles.

¿Cómo conseguimos unas articulaciones móviles?

Las articulaciones son las estructuras donde se unen dos o más huesos para facilitar el movimiento. En el dibujo vemos el ejemplo de la rodilla, que es la articulación que une el fémur con la tibia y la rótula.

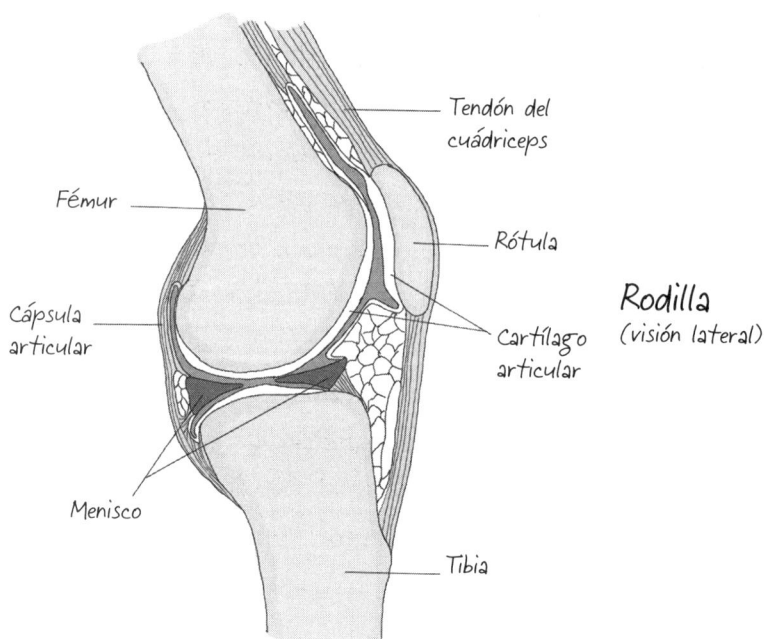

Tendón del cuádriceps

Fémur

Rótula

Cápsula articular

Cartílago articular

Rodilla
(visión lateral)

Menisco

Tibia

En las articulaciones encontramos distintos componentes: el famoso cartílago, que recubre la superficie ósea y facilita el deslizamiento; el líquido sinovial, que nutre y lubrica dicho cartílago;

la membrana sinovial, que produce ese líquido y la cápsula articular, que rodea la articulación y aporta estabilidad. El cartílago está conformado por células llamadas condrocitos y por la matriz extracelular, una red de proteínas que rodea a los condrocitos para proporcionarles estructura.

Hemos visto que el estímulo mecánico favorito de los huesos es la carga; pues al cartílago lo que más le gusta es la presión. Cuando te mueves, caminas o levantas peso, generas una compresión en las articulaciones y, para ponerlo en términos sencillos, lo aplastas, deformándolo. Gracias al lenguaje de la mecanotransducción, cuando tus condrocitos reciben esa presión, generan proteínas que promueven la síntesis de matriz extracelular y cuidan tu cartílago.

Ese estímulo es tan crucial que cuando una articulación no se somete a esa presión, ya sea por una inmovilización prolongada o bien por sedentarismo, el condrocito no puede mantenerse sano y acaba degenerando. La ausencia de presión es igual de mala que el exceso, ya que ante una sobrecarga demasiado fuerte, el cartílago también se daña.

Con el paso del tiempo, todos sufrimos inevitablemente una degeneración del cartílago, que es lo que conocemos como **artrosis**. La teoría más generalizada defiende que se produce un desequilibrio en los procesos de degradación y síntesis del cartílago, que da lugar a una mayor destrucción de la matriz extracelular y de los condrocitos (que, recordemos, son los que dotan de estructura al cartílago).

Estoy segura de que, si hiciésemos una resonancia magnética de las articulaciones de Senséi, también encontraríamos artrosis, y sin embargo ahí está, con su *split* perfecto. ¿Cómo puede ser?

Esto mismo fue lo que quiso investigar un estudio: ¿cómo afecta la edad a la pérdida de movilidad? Cuando nos hacemos mayores, ¿todos perdemos la posibilidad de abrirnos de piernas o de ponernos en cuclillas? ¿Tú qué crees?

Para descubrirlo, evaluaron el rango de movimiento articular, es decir, cuánto podían moverse las articulaciones, de 6.000 participantes de entre cinco y noventa y dos años. Midieron cuánto podían abrir la cadera, levantar los brazos por encima de la cabeza o flexionar el tobillo, entre otras cosas (similar a lo que hiciste tú en el capítulo cinco).

Los resultados revelaron algo sorprendente. Resulta que no por cumplir años perdemos movilidad: no todas las articulaciones ni todos los individuos perdían amplitud de movimiento de la misma manera.

El factor determinante no era hacerse mayor, sino el uso que se le daba al cuerpo. Aquellas articulaciones que más se movían mantenían la movilidad, aquellas que menos se utilizaban, la perdían.

Y es que, aunque no seamos capaces de frenar el paso del tiempo, mediante el movimiento podemos mantener los tejidos en el mejor estado posible.

Ya sabes, si quieres tener unas articulaciones móviles, muévelas. Mantenerte activo y hacer ejercicio alarga la vida de tu cartílago.

El movimiento es juventud y vitalidad para tus articulaciones.

¿Cómo conseguimos unos ligamentos y tendones resistentes?

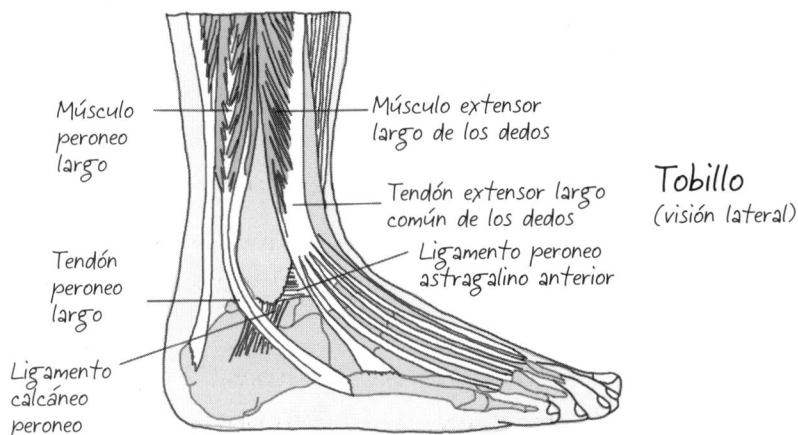

Músculo peroneo largo

Músculo extensor largo de los dedos

Tendón extensor largo común de los dedos

Ligamento peroneo astragalino anterior

Tendón peroneo largo

Ligamento calcáneo peroneo

Tobillo (visión lateral)

De todas las estructuras del sistema musculoesquelético, los ligamentos y los tendones suelen ser las menos atractivas. Solo nos acordamos de ellas cuando tenemos que ir al fisio. No obstante, son determinantes para estabilizar y animar el esqueleto, **sin ellas seríamos completamente inútiles**. Ambos tipos de tejidos son fuertes y flexibles, altamente capaces de resistir la tensión y de transmitir fuerzas. Los ligamentos sirven de conexión entre huesos, mientras que los tendones conectan músculos con huesos. Ambos están compuestos por células y matriz extracelular con alto contenido en colágeno.

Con el envejecimiento, como todo lo demás, pierden capacidad de regeneración. Se reduce su flexibilidad, su capacidad de crecimiento y de autocuración. Esto promueve un desequilibrio entre la síntesis y la degradación del colágeno (igual que en el cartílago articular), lo que contribuye a la fragmentación de la matriz y a la pérdida de la integridad de la estructura, haciéndola más propensa a lesionarse.

¿Cómo podemos retrasar esa degradación y desarrollar tendones y ligamentos resistentes? Elemental, mi querido lector: con movimiento.

El ejercicio ha demostrado que actúa directamente sobre el ADN de la célula, provocando que se liberen factores de crecimiento y que aumente la formación de colágeno. Cuando creamos más de lo que destruimos, actuamos en contra del envejecimiento prematuro y logramos mantener los tendones y los ligamentos en buena forma.

¿Cómo conseguimos unos músculos fuertes?

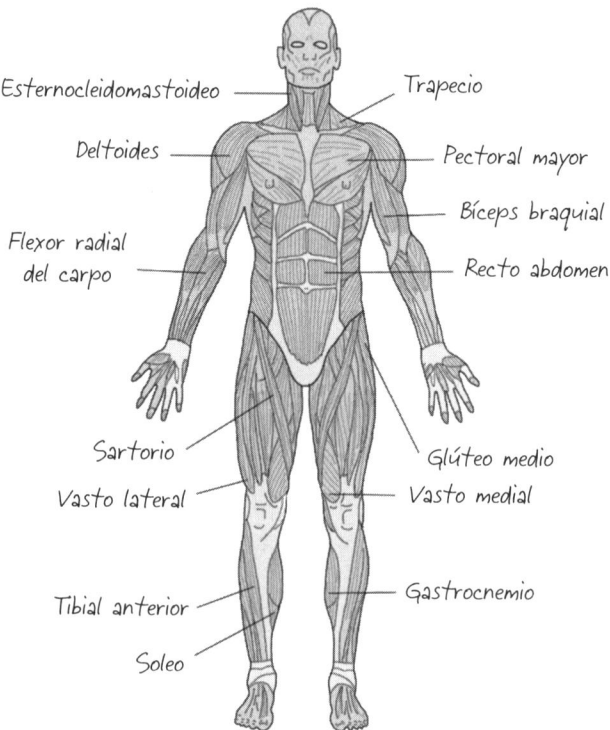

Esternocleidomastoideo

Trapecio

Deltoides

Pectoral mayor

Bíceps braquial

Flexor radial del carpo

Recto abdomen

Sartorio

Glúteo medio

Vasto lateral

Vasto medial

Tibial anterior

Gastrocnemio

Soleo

¿Qué se te pasa por la cabeza cuando oyes la palabra «músculo»? Lo normal es que pienses en un cachas de gimnasio o en las piernas torneadas de un deportista.

La sociedad nos ha hecho ver el músculo como un rasgo masculino asociado meramente al ámbito estético y deportivo.

Pero ¿cómo te quedas si te digo que el músculo es el órgano de la longevidad?

Así es como lo denomina la doctora Gabrielle Lyon en su libro *Siempre fuerte*. Antiguamente se pensaba que el músculo era un tejido que servía puramente para la postura, el movimiento y la producción de calor. **En los últimos años, el paradigma ha cambiado.** Ahora la medicina entiende el músculo como un órgano endocrino capaz de producir hormonas que actúan sobre todo el organismo, desde el sistema inmune hasta el cerebro. La importancia de la musculatura esquelética es tal que puede predecir nuestra esperanza de vida (tema que abordaremos en el capítulo diez).

Una de las características más fascinantes del músculo es su plasticidad. Mientras que la mayoría de las células del cuerpo tienen un núcleo, dos o tres, las del músculo esquelético pueden llegar a tener miles. Eso le confiere una alta capacidad para responder a los cambios del entorno, aumentando o disminuyendo su tamaño. Eso es lo que ocurre, por ejemplo, en la **sarcopenia**.

Este término se refiere a la pérdida de masa muscular que experimentamos con el envejecimiento o la inmovilización. Si alguna vez te han escayolado una parte del cuerpo, has podido vivir en tus propias carnes lo que implica esa pérdida muscular. En personas ancianas, el deterioro puede ser muy visible: brazos extremadamente delgados con el hueso a flor de piel y gran dificultad para desplazarse.

Si no hacemos nada por evitarlo, podemos empezar a observar la pérdida muscular con solo cuarenta años. Puede que te veas arrugas y canas pero no seas consciente de que en tu interior suceden muchas más cosas. Una vez debuta la sarcopenia, perdemos músculo de manera lineal, año tras año. Los estudios indican que al cumplir los ochenta habremos perdido hasta el 50 por ciento de la masa muscular que teníamos de jóvenes. Eso siempre y cuando no surjan otros accidentes o enfermedades: en personas mayores, un reposo en cama de solo cinco días acelera el deterioro de forma abrupta.

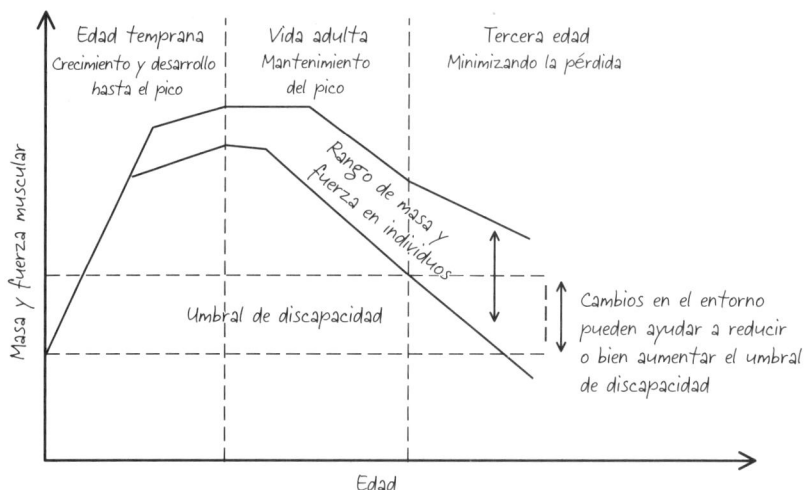

Pero, repito, eso ocurre si no hacemos nada... ¡y tú puedes hacer mucho!

Cuanta más masa muscular construyas y cuanto más fuerte te pongas, más lenta va a ser esa caída. Si quieres desarrollar músculos sanos, tienes que moverte, hacer ejercicio y cargar peso. Básicamente lo que necesitas es contraerlos. Puedes conseguirlo levantando pesos ligeros, moderados o pesados, no solamente con tu masa corporal (más adelante te enseñaré a hacerlo). Se acabó ver el músculo como un complemento de estética masculina. La masa muscular es salud, longevidad y calidad de vida. **Recuerda esto: el músculo no se puede comprar, solo lo podemos ganar.**

En conclusión: Todo tu cuerpo, tus huesos, cartílago, ligamentos, tendones y músculos, viven por y para el movimiento. Un cuerpo flexible, fuerte y sano se construye con hábitos diarios. Tu pasado ha construido tu cuerpo del presente, y está en tu mano construir tu cuerpo del futuro.

Uno de enero

Es uno de enero y, como dice el refrán, año nuevo, vida nueva. Ha llegado el momento de cumplir tus propósitos. Te calzas tus Adidas nuevas, abres tu lista favorita de Spotify y sales por la puerta. Empiezas a correr tranquilamente y sin objetivos. Primero cuatro kilómetros, otro día cinco, luego seis y, sin darte cuenta, te has enganchado. Han pasado dos semanas y has conseguido mantener la constancia. ¡Enhorabuena!

Sin embargo, justo cuando la rutina empezaba a tomar forma, tu rodilla se rebela. Estás acabando la tirada del día cuando de repente sientes un pinchazo debajo de la rótula. Llegas a casa y, al desvestirte, te das cuenta de que tienes la rodilla caliente, un poco roja e hinchada. Te tomas un ibuprofeno y descansas un par de días antes de retomar los entrenos. Prefieres no darle importancia.

Vuelves poco a poco, corriendo despacio para probarte y, milagrosamente, parece que la molestia ha desaparecido, pero no pasa ni una semana que vuelve. Tienes la rodilla cada vez más inflamada, el dolor se intensifica y, por mucho que descansas, ya no desaparece.

Al principio, el dolor aparecía únicamente cuando corrías, pero ahora te molesta al bajar escaleras, caminar e incluso al levantarte de la silla. La lesión ha venido para quedarse y recurres a la única opción que crees viable: dejar de correr.

Adiós rodilla, adiós rutina y adiós propósito.

¿Te suena?

La mochila

Esguinces, tendinopatías, desgarros musculares, fracturas… Todos nos hemos lesionado alguna vez y seguramente volvamos a hacerlo. En el camino de construir un cuerpo sano, puede que llegue el día en el que te encuentres con lesiones, puesto que, nos guste o no, forman parte de la aventura. No siempre se pueden prevenir, pero sí disminuir el riesgo de sufrirlas. Y hemos de estar preparados para curarlas lo mejor y lo antes posible.

Imagínate que te echas una mochila a la espalda y empiezas a llenarla con piedras que te encuentras a lo largo del día. El bulto cada vez pesa más, pero, como hay hueco, tú sigues llenándola. De pronto, te das cuenta de que las costuras se están deshilachando y, aun así, no dejas de cargar. Quieres meter todas las que físicamente quepan, pero llega el día en el que la tela no aguanta y se rompe. **El motivo por el que te lesionas es exactamente el mismo por el que revienta la mochila.** La carga que tiene que soportar es superior a su capacidad de sostenerla. Cuando expones a tus tejidos a cargas que superan sus niveles de tolerancia, se lesionan.

Esta sobrecarga puede darse de dos maneras:

1) **Traumática:** Una carga muy elevada en un momento determinado, como por ejemplo un esguince de tobillo en una caída. En vez de meter muchas piedras pequeñitas en la mochila, has colocado una muy pesada.

2) **Crónica:** Cuando el tejido se somete a una carga baja o moderada de manera repetitiva. Por sí sola, la carga no produce un daño, pero de manera repetida en el tiempo, ocasiona una lesión.

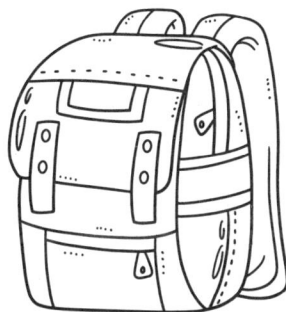

Si no quieres lesionarte, tienes dos opciones: quedarte en el sofá y olvidarte de seguir recogiendo piedras o entrenar y tejer una mochila resistente. **Mi recomendación es que te decantes por la segunda.**

La realidad es que, aunque nosotros hagamos todo lo posible por esquivarlas, las piedras van a seguir cayendo. Es inevitable que un día se te vaya el tobillo, te tropieces o sufras un accidente. Y para entonces más te vale estar fuerte, pues el percance será menos traumático y podrás salir adelante mucho antes.

Como seguramente ya habrás adivinado, si has llegado hasta aquí, el movimiento es el hilo que trenza la mochila de la vida y que forja la resiliencia de tu cuerpo.

No obstante, puede que te preguntes «Y entonces ¿por qué me he lesionado la rodilla corriendo? ¿No estaba tejiendo la mochila?». Sí y no. Al principio, esos pocos kilómetros de carrera actuaban como hilo, haciéndote resistente, pero enseguida se convirtieron en piedrecitas. La falta de descanso entre las sesiones y el aumento pronunciado de kilómetros diarios provocaron que tu rodilla no tuviera tiempo de adaptarse. Con el tiempo, los tejidos que no estaban preparados para ese tipo de estrés, en vez de hacerse más fuertes, se lesionaron. **El dolor dio la cara y tu cuerpo activó el mecanismo indispensable para su autocuración: la inflamación aguda.**

Fases de regeneración

La inflamación aguda es la respuesta biológica y adaptativa de nuestro sistema inmunitario frente a un ataque. Este la utiliza para defenderse, para protegernos contra el ataque de patógenos infecciosos y para reparar el tejido ante una lesión.

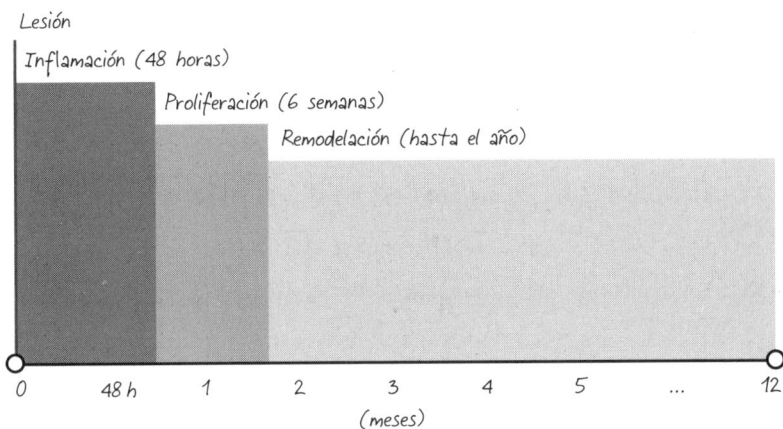

Lesión
Inflamación (48 horas)
Proliferación (6 semanas)
Remodelación (hasta el año)

0   48 h   1   2   3   4   5   ...   12

(meses)

La inflamación es el primer paso del proceso de curación y regeneración celular. Cuando te lesionas, se produce una angiogénesis, es decir, la creación de capilares para que lleguen las células inmunitarias a la zona dañada. Por eso se te hincha la rodilla, la notas caliente y te duele. Progresivamente la inflamación disminuye para dar lugar a la proliferación celular y a la remodelación del tejido. En estas dos etapas es indispensable introducir **movimiento progresivo**, para que la mecanotransducción (que ahora seguro que ya sabes lo que es) facilite la orientación correcta del tejido. Pongamos que la reparación es como coser una camiseta; el movimiento consigue que los puntos queden bien ordenados, unos al lado de otros, en vez de cruzarse de cualquier manera, lo que ayuda a que el tendón sea más resistente.

Y sí, estás leyendo bien. **La inflamación es necesaria para la curación y, el movimiento, para que la remodelación sea exitosa.** Puede que te sorprenda, ya que estamos acostumbrados a hacer todo lo contrario: atiborrarnos de antiinflamatorios y guardar reposo. Antiguamente, ese era el abordaje recomendado, pero cada vez hay más estudios que promueven lo contrario:

dejar al cuerpo actuar, inflamarse y desinflamarse, manteniendo el movimiento en la medida de lo posible.

No obstante, la realidad es mucho más compleja.

Hay personas a las que les resulta muy difícil lidiar con el dolor y con la inflamación, por lo que, en determinados casos, se recomienda el uso de fármacos. También existen fracturas y lesiones graves para las que la inmovilización temporal es ineludible. Hay que valorar a cada paciente de manera individual, de ahí que sea crucial una buena atención médica. **Al final, cada persona es un mundo y puede que lo que le sirva a una no le funcione a otra.** Entender y conocer los procesos naturales de tu cuerpo hará que tomes mejores decisiones. Infórmate, pregunta, pide ayuda, escúchate y, ante todo, respétate. Tu cuerpo es para toda la vida.

El poder del movimiento en acción: para la regeneración celular

Ahora sí, ha llegado el momento de ponerlo todo en práctica. A continuación, te voy a dar **cinco pautas con las que aplicar el poder del movimiento**: para mantenerte sano, retrasar el envejecimiento, recuperarte de una lesión y desarrollar esa versión fuerte, ágil y flexible a los setenta, ochenta y noventa años.

Pauta número 1: Aumenta la dificultad progresivamente

Si buscas conseguir huesos sólidos, músculos fuertes o articulaciones flexibles hay un principio que no puede faltar: **la carga pro-**

gresiva. Para que tu cuerpo cambie y genere adaptaciones necesitas someter al organismo a un incremento gradual del estímulo.

Por ejemplo, puede que al principio solo puedas con una mancuerna de dos kilos, pero con el entrenamiento, tu cuerpo se acostumbra a ese estímulo (y gracias a la mecanotransducción se van fortaleciendo los huesos, el cartílago, los músculos y los tendones) y para seguir mejorando necesitas aumentar la dificultad: tres kilos, luego cinco y así sucesivamente. De esa forma es como tu cuerpo cambia, se adapta y construyes capacidad. Puedes aplicarla mediante distintos parámetros:

- Aumentar el peso que levantas.
- Aumentar el número de series o de repeticiones.
- Aumentar la frecuencia de entrenamientos semanales.
- Disminuir los tiempos de descanso entre ejercicios.
- Adoptar rangos de movimiento más difíciles.

Un buen programa de entrenamiento seguirá este principio, combinándolo con días de descanso, para permitir a tu cuerpo generar tejido nuevo y progresar. No te preocupes si ahora te parece mucha información. En el capítulo diez, donde hablaremos de la fuerza con más detalle, volveremos a revisarla.

Pauta número 2: En las lesiones, cultiva la paciencia

En la rehabilitación de una lesión, los fisioterapeutas también utilizamos la carga progresiva, pero también debemos tener en cuenta los tiempos de regeneración de cada tejido. Cuando existe un daño y las células trabajan para repararlo, el cuerpo necesita tiempo. **No siempre por hacer más nos vamos a curar antes.**

Una de las cosas más importantes que se debe hacer al lesionarse es consultar con un profesional sanitario. Un buen diagnóstico ofrecerá orientación en los tiempos que hay que cumplir dependiendo del daño del tejido:

Lesión
en hueso

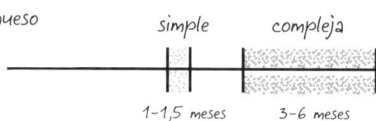

simple   compleja

1-1,5 meses   3-6 meses

Lesión
en cartílago

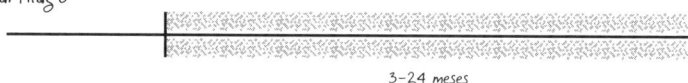

3-24 meses

Lesión
en músculo

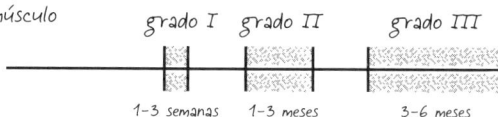

grado I   grado II   grado III

1-3 semanas   1-3 meses   3-6 meses

Lesión
en tendón

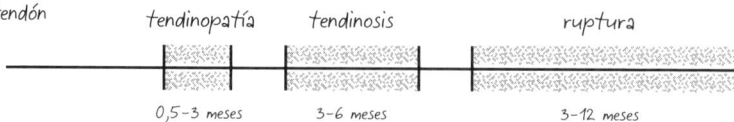

tendinopatía   tendinosis   ruptura

0,5-3 meses   3-6 meses   3-12 meses

Lesión
en ligamento

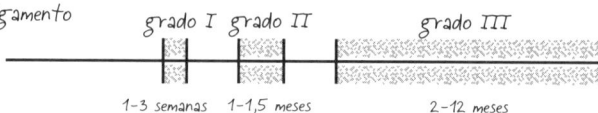

grado I grado II   grado III

1-3 semanas   1-1,5 meses   2-12 meses

*Estos tiempos pueden variar según la gravedad de la lesión, la edad del paciente, su estado de salud o su estilo de vida.

Pauta número 3: Consume proteína

Todos los tejidos de los que hemos hablado están formados principalmente por proteína. Por lo tanto, asegurar un buen aporte proteico en la dieta es indispensable para construir el cuerpo, prevenir la degeneración y el envejecimiento. Para ganar masa muscular, los profesionales recomiendan ingerir una dosis diaria de 1,6 gramos de proteína por kilo de peso. En casos de lesión e inmovilización se recomienda aumentar la ingesta, hasta 2 o 2,5 gramos por kilo al día, y acompañarlo de ácidos grasos omega 3 y creatina para neutralizar la pérdida de masa muscular y facilitar la regeneración.

Los ácidos grasos omega 3 son imprescindibles para que nuestro sistema inmune pueda reparar el daño del tejido. Los encontramos en pescados azules, como sardinas o anchoas, aunque también podemos tomarlos en forma de EPA y DHA (de hecho, en caso de lesión resulta más importante que nunca tomar suplementos, y una dosis de entre 1.000 y 2.000 mg al día sería lo adecuado).

La creatina es una molécula que produce nuestro cuerpo de forma natural a partir de tres aminoácidos y que colabora en la producción de energía. Tiene beneficios antiinflamatorios y antioxidantes, además de ayudar al crecimiento muscular. Aunque podemos obtenerla a partir de la carne o el pescado, lo ideal es tomarla en forma de suplemento. Es uno de los suplementos más seguros y más estudiados que existen. La dosis recomendada es de 5 gramos al día en ayunas. Es importante que se trate de creatina de monohidrato de la patente Creapure, pues es la de mejor calidad del mercado.

En cualquier caso, mantener una dieta equilibrada y mínimamente procesada es clave. Te recomiendo consultar con un profesional de la nutrición si quieres mejorar en este ámbito.

Pauta número 4: Revisa tus niveles de vitamina D

Todos estos procesos de regeneración son facilitados por tu sistema inmunitario, y la vitamina D es clave para su buen funcionamiento. Por desgracia, la gran mayoría de las personas presentamos un déficit muy importante de esta vitamina, lo que repercute significativamente en nuestra salud. Se trata de uno de los problemas del estilo de vida moderno y de la falta de exposición solar. La vitamina D es necesaria para la mineralización ósea, para prevenir la osteoporosis y la sarcopenia (entre muchas otras enfermedades), para regular la síntesis de colágeno, prevenir la artrosis y mejorar la fuerza de los tendones. Para sintetizar vitamina D de manera natural lo ideal sería exponernos diariamente al sol, pero como en nuestra realidad eso es prácticamente imposible, tenemos que suplementarnos. La dosis recomendada varía según el déficit que presenta cada persona. En adultos, suele estar entre las 1.500-2.000 unidades internacionales al día; sin embargo, es importante revisar los datos de las analíticas para conocer las necesidades individuales.

Pauta número 5: Intenta priorizar el sueño de calidad

Trata de darle a tu cuerpo las horas de sueño que necesita cada noche y de respetar los ritmos circadianos. Estamos programados para movernos durante el día y descansar y recuperar por la noche. De hecho, el reposo nocturno es fundamental para la regeneración y la reparación. Se han hallado pruebas en recientes estudios que indican que un sueño crónico subóptimo se relaciona con un mayor riesgo de lesión y de dolor musculoesquelético. Concretamente, dormir menos de siete horas diarias a lo largo de más de catorce días provoca que el riesgo de lesión se multiplique por 1,7.

Sé que cuando se habla de mejorar el sueño es más fácil decirlo que hacerlo, pero tenlo en cuenta. Si no sabes por donde empezar, te recomiendo hacerlo por una de estas tres variables: cantidad de horas, calidad del sueño o regularidad. Irte un rato antes a la cama, evitar las pantallas en las horas previas al descanso, adelantar la hora de la cena o acostarte todos los días a la misma hora pueden ayudarte a mejorar tus hábitos de una manera muy sencilla. ¡Te animo a probarlo!

El regalo del movimiento

En uno de los cuadros que colgaban de la pared del dojo de Senséi se leía esta frase con la que me gustaría que te quedaras:

一、我々は感謝の心を以て道の為につくすこと。
Con un espíritu de gratitud, dedicamos nuestros esfuerzos al Camino.

La sociedad moderna nos ha hecho creer que el movimiento es innecesario y que el ejercicio es un castigo. **Tenemos que salir de esa espiral y darnos cuenta del regalo que es mover el cuerpo.**

Poder salir a correr, cansarte y sudar es un don. Ser capaz de levantar peso y que te cueste, también. Poder mover las articulaciones y estirar los músculos es un regalo. El camino hacia la salud puede ser incómodo, fatigoso y a veces poco apetecible, pero siempre es un regalo. Encáralo con gratitud y nunca lo des por sentado. **El movimiento es el mejor de los regalos.**

RESUMEN DEL CAPÍTULO

- El sistema musculoesquelético está formado por tejido vivo cuya razón de ser es mantenerte en movimiento.
- La mecanotransducción es el mecanismo mediante el cual tus huesos, cartílago, tendones, ligamentos y músculos ganan capacidad y se fortalecen a través del movimiento.
- El movimiento participa activamente en la regeneración de los tejidos. Para aplicarlo, sigue las siguientes pautas: 1) aplica carga progresiva, 2) cultiva la paciencia y respeta los tiempos de curación, 3) mantén un buen aporte proteico, 4) vigila los niveles de vitamina D, y 5) prioriza el sueño de calidad.

8

PARA PROTEGER EL CEREBRO

Todo hombre puede ser, si se lo propone, escultor de su propio cerebro.

SANTIAGO RAMÓN Y CAJAL
Reglas y consejos sobre investigación biológica

La historia de Henry

Era mayo de 1992. Henry llegó a la entrevista vestido con una camiseta deportiva y sus grandes gafas, asistido por un andador del que colgaba una cesta blanca llena de crucigramas. Al otro lado de la mesa se encontraba una mujer de unos cincuenta años, con el pelo corto y pelirrojo, preparada con un micrófono y un listado de preguntas. Se trataba de la doctora Suzanne Corkin, una célebre investigadora estadounidense que trabajaba en el MIT, reconocida por sus estudios en el campo de la neurociencia y de la psicología.

La doctora empezó preguntando por los problemas de memoria de Henry, quien rápidamente admitió que le costaba recordar ciertas cosas. No se acordaba de lo que había hecho el día anterior o esa misma mañana, tampoco de lo que había almorzado unas horas antes.

La doctora Corkin siguió preguntando:

C: ¿Nos hemos visto alguna vez antes, tú y yo?

H: Sí, creo que sí.

C: ¿Dónde?

H: En el instituto.

C: ¿En el instituto?

H: Sí.

C: ¿Qué instituto?

H: En East Hartford.

C: ¿Nos conocemos de algún otro sitio, aparte del instituto?

H: Si te soy sincero, no puedo... No. Creo que no.

Suzanne Corkin y Henry no fueron al mismo instituto. Lo más probable es que la confundiera con otra persona. Pero sí que se conocían, y desde hacía muchos años. En el momento en el que tuvo lugar esta entrevista, la doctora Corkin llevaba treinta años trabajando con Henry, desde 1962. Aun así, y por desgracia, él no era capaz de reconocerla.

Henry Molaison, más conocido como H. M., es uno de los pacientes neurológicos más famosos. Su historia, tremendamente trágica, cambió radicalmente el estudio de la memoria y permitió realizar grandes avances en el mundo de la neurología.

Henry sufría ataques epilépticos desde los diez años y, con el paso del tiempo, las convulsiones empeoraron. A pesar de las altas dosis de fármacos antiepilépticos que le recetaban, iba de mal en peor. Su vida estaba gravemente limitada y requería el cuidado continuo de sus padres. **A los veintisiete años, estaba ya tan desesperado que aceptó someterse a una cirugía experimental: la extirpación de un trozo de cerebro.**

Su neurocirujano, el doctor Scoville, era una reputado lobotomista que creía haber encontrado el foco donde se originaban los ataques: en el lóbulo temporal medial. Con el consentimiento de Henry y de su familia, la operación tuvo lugar el 1 de septiembre de 1953. Henry permaneció despierto para que los cirujanos se asegurasen de no afectar funciones críticas, como el movimiento y el lenguaje, mientras el doctor Scoville le extirpaba al menos nueve centímetros de masa cerebral de cada hemisferio. Tras la cirugía, se lo hospitalizó para controlar su estado, pero el personal médico y la familia enseguida se dieron cuenta de que estaba fallando algo.

Henry sufría amnesia anterógrada severa y era incapaz de crear nuevos recuerdos. No podía memorizar datos y eventos, no se acordaba de lo que había hecho unas horas antes ni de lo que había visto en la televisión. Guardaba recuerdos de sus padres, de sucesos previos a la operación, y conservaba el conocimiento que había adquirido antes del 1 de septiembre. Pero desde ese momento y durante los cincuenta y cinco años que transcurrieron hasta su muerte en 2008, viviría en lo que la doctora Suzanne Corkin denominó **un presente permanente**.

Los investigadores siempre lo describieron como un hombre educado, inteligente, agradable y servicial. No le importaba someterse a interrogatorios y cuestionarios interminables si con eso podía ayudar a otras personas con problemas de memoria. Más de cien investigadores estudiaron su caso, y su cerebro, ahora seccionado en 2.401 láminas, ha permitido entender la importante asociación que existe entre la memoria y el lóbulo temporal medial, más concretamente el hipocampo.

Unos centímetros de tejido cerebral cambiaron la vida de Henry y de su familia, el paradigma de la neurociencia y el interés de la comunidad científica.

¿Cómo podía algo tan pequeño ser, a la vez, tan valioso?

Un kilo y medio

Antes de continuar con el capítulo, voy a hacerte una pequeña petición. Quiero que dejes el libro un momento a un lado y que te acerques a la cocina a coger una botella de litro y medio. Hazme caso, por favor: ve a por ella, vuelve y sostenla entre las manos.

Ahora imagínate que pudieses guardar ahí todos tus recuerdos. La primera vez que montaste en bicicleta, el nombre de tus compañeros de colegio, los abrazos de tus padres, tu comida favorita, tu primer beso, las tablas de multiplicar, la letra de *La Macarena*, la forma de freír un huevo, la manera como te lavas los dientes y hasta tu técnica de aparcamiento.

Toda tu memoria, todo lo que sabes hacer, todos los procesos conscientes e inconscientes de tu vida, todo, lo vas a guardar ahí dentro.

Difícil que quepa, ¿verdad?

Pues en realidad eso es, muy básicamente, tu cerebro. Aunque tiene más forma de nuez que de botella. Los científicos afirman que el peso medio del cerebro humano ronda el kilo cuatrocientos gramos.

Párate a pensarlo un momento. Tu vida entera está recogida en ese magnífico órgano que tienes dentro del cráneo. Billones de neuronas que controlan tu cuerpo, que te permiten moverte, que gobiernan tus órganos, que regulan la sensación de hambre, que te hacen sentir triste o la mar de feliz. Todo tu mundo y toda tu realidad. Resulta increíble, ¿verdad?

Estarás de acuerdo conmigo en que, en lo relativo a tu salud, no hay nada más importante que cuidar del órgano que te hace ser quien eres. Por eso, a lo largo de este capítulo, vamos a descubrir cómo.

El sistema nervioso

El cerebro es solo una de las piezas que compone el maravilloso puzle del sistema nervioso. Un sistema que se encuentra repartido por todo el cuerpo y que controla hasta el último de los procesos que nos mantienen con vida.

**Un sistema omnipresente y omnisciente:
que está en todos sitios y todo lo sabe.**

A gran escala, el sistema nervioso se divide en dos: sistema nervioso central (SNC) y sistema nervioso periférico (SNP).

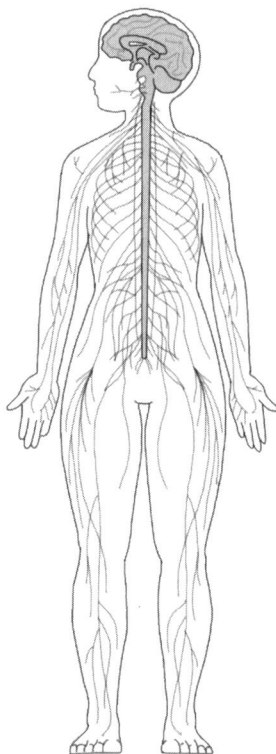

Sistema nervioso
central:
−Encéfalo
−Médula espinal

Sistema nervioso
periférico:
−Nervios
−Ganglios
−Receptores

- El **sistema nervioso central** lo conforma el encéfalo, es decir, el órgano localizado dentro del cráneo, que está compuesto por el cerebro, el cerebelo y el tronco, y la médula espinal, una especie de cilindro de nervios que discurre por el interior de la columna vertebral.
- El **sistema nervioso periférico** lo componen los nervios que salen de la médula espinal o del encéfalo, los ganglios y los miles de receptores que se encuentran repartidos por todo tu cuerpo. El SNP es el que conecta el SNC con los órganos y los miembros.

A pequeña escala, si cogiésemos un microscopio y estudiásemos con detalle el cerebro, observaríamos decenas de células nerviosas con forma estrellada: las famosas neuronas. Se estima que el sistema nervioso contiene aproximadamente cien mil millones de ellas, que se encargan de recibir, integrar y transmitir información. A su lado encontraríamos las células gliales, mucho más numerosas, que se ocupan de tareas auxiliares esenciales para el correcto funcionamiento de las neuronas: su desarrollo, reparación y nutrición, entre otras cosas.

Santiago Ramón y Cajal, neurocientífico español y premio Nobel de Medicina en 1906, fue uno de los pioneros en estudiarlas. Hasta entonces, se creía que el cerebro estaba formado por una red de tejido conectado, pero gracias a sus investigaciones, Ramón y Cajal dio a conocer que, en realidad, no se trata de una red, sino de un vasto número de células minúsculas separadas. El pequeñísimo espacio que se encuentra entre dos neuronas es lo que denominamos **espacio sináptico, y entender lo que ahí sucede es crucial para saber cómo cuidar de nuestro cerebro**.

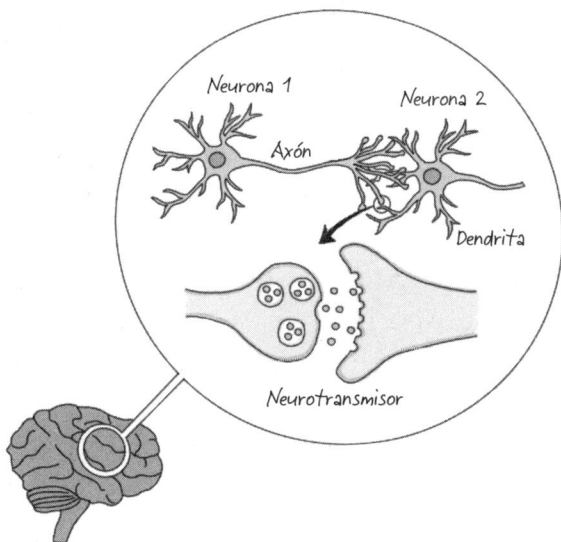

Neurona 1
Neurona 2
Áxon
Dendrita
Neurotransmisor

Cuando una neurona recibe un mensaje, se genera una estimulación eléctrica. Esa señal viaja a lo largo de su axón hasta el punto terminal. Aquí se despliegan unas vesículas llenas de sustancias químicas que se llaman **neurotransmisores**. Estos neuroquímicos salen al espacio sináptico y viajan hacia la siguiente neurona, concretamente hacia su dendrita, que es la receptora del mensaje y que, como ves en el dibujo, parece una pequeña raíz. Esa conexión entre una neurona y la siguiente es lo que se conoce como sinapsis, y por eso el espacio entre las neuronas se llama espacio sináptico. Una vez que contactan, la segunda neurona deja pasar el neurotransmisor y comunica la información a la siguiente mediante el mismo proceso.

En la quinta semana de embarazo de tu madre se produjo tu primera sinapsis. Y desde entonces, se han ido construyendo y reforzando los canales de comunicación entre todas tus neuronas.

La manera en que se producen estas sinapsis determina tu forma de ver el mundo, cómo te sientes y qué haces, pero con tu comportamiento y actuando deliberadamente puedes influir en ellas.

Tu sistema nervioso, lejos de ser una construcción fija e inamovible, es una obra en renovación constante.

Las neuronas que disparan juntas permanecen juntas

El gran Ramón y Cajal no solo dio a conocer a las neuronas, también fue de los primeros científicos del mundo en hablar del **cerebro plástico**. No se refería a que el cerebro estuviese hecho de ese material ni mucho menos, sino a su capacidad de cambiar. Fue un concepto revolucionario para su época, ya que antes se consideraba que uno moría prácticamente con el mismo cerebro con el que nacía. Como suele pasar, el tiempo le dio la razón, y ahora sabemos que **la neuroplasticidad forma parte de nuestro día a día**. Esta es la capacidad que permite al cerebro adaptar su morfología y cambiar cuando aprendemos nuevas habilidades, mejoramos hábitos o incluso nos recuperamos de un daño cerebral. **Ayuda a crear nuevas conexiones sinápticas y a reorganizar las que tenemos.**

En 1949, Donald Hebb, filósofo canadiense considerado precursor de la biopsicología, aplicó el concepto de plasticidad al aprendizaje. Mientras estudiaba a las ratas en el laboratorio, se dio cuenta de que aquellas estimuladas mediante juguetes, obstáculos y ruedas giratorias mostraban una mayor capacidad de aprendizaje. Así llegó a la conclusión de que el entorno y la actividad había modificado sus sinapsis, y eso dio lugar a la conocida teoría de Hebb, que suele simplificarse bajo la máxima «Las neuronas que disparan juntas permanecen juntas».

Según Hebb, las sinapsis entre las neuronas pueden reorganizarse para generar más o menos conexiones con sus vecinas, y cuando se activan repetidamente, su asociación se fortalece y consolida el aprendizaje. Este concepto fue demostrado años más tarde por Eric Kandel, premio Nobel de medicina en 2000. En 1970, William Greenough, profesor de Psicología y experto en neurociencia de sistemas, observó algo todavía más revolucionario: las sinapsis no solo se reorganizan y se refuerzan, sino que las dendritas también pueden crecer y establecer más conexiones y de mejor calidad.

El motivo por el que te explico todo esto es porque en esa capacidad de comunicación, de reorganización y de crecimiento neuronal se encuentra **la clave para cuidar de la salud cerebral**.

Ese entorno enriquecido de juguetes, obstáculos y ruedas giratorias que funcionaba a las ratas de Hebb en el laboratorio nos lo proporciona a nosotros el movimiento.

Un baño de burbujas para tu cerebro: el efecto de los neuromoduladores

Lo normal es que cuando alguien se propone mejorar la salud de su cerebro piense en buscar desafíos cognitivos. **Si te gustan los pasatiempos, igual te da por hacer sudokus o crucigramas; si eres una persona más sofisticada, puede que prefieras jugar al ajedrez o resolver ecuaciones, y si tienes un espíritu creativo, optarás por tocar un instrumento o aprender otro idioma.** A mí, con diecisiete años me dio por aprender a resolver el cubo de Rubik. Ensayaba horas y horas todos los días y hasta participé en un par de competiciones. Mi récord fue de nada más y nada menos que de treinta y seis segundos, ¡ahí lo dejo!

Sin embargo, la ciencia tiene otra respuesta. Parece ser que para el cerebro hay algo mucho mejor que resolver sudokus, cubos de Rubik y ecuaciones. No hay mejor elixir cerebral que hacer ejercicio.

Piensa en la última vez que realizaste una sesión de ejercicio aeróbico. Me vale un día que hayas salido a montar en bici, a correr, a una clase de zumba o a dar un paseo intenso. ¿Qué tal te sentiste al acabar? Más allá del sudor, del cansancio y de las ganas de descansar, seguro que experimentaste una dulce euforia interna. Esa sensación, como si alguien hubiese abierto el grifo de la energía en tu interior y de golpe el mundo resultase un lugar más colorido y amable.

Ese estado mental, lleno de buen rollo y vitalidad, es posible por el efecto que tiene el ejercicio en tu cerebro.

Wendy Suzuki, neurocientífica que lleva más de treinta años estudiando el impacto del ejercicio en la salud cerebral, emplea una metáfora muy ilustrativa para explicar qué le ocurre al cerebro en ese momento. **Cada vez que haces ejercicio, estás homenajeando a tu cerebro con un placentero baño de burbujas.** Solo que, en vez de jabón y sales aromatizadas, se está empapando en neuromoduladores, que actúan directamente sobre las sinapsis neuronales. **Estos neuroquímicos aumentan los niveles basales de actividad cerebral, mejoran el estado de ánimo y la función ejecutiva.**

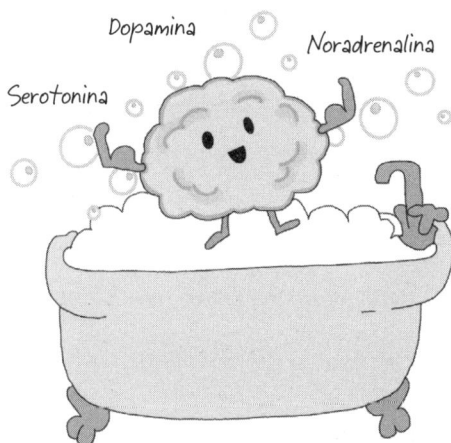

Es posible que te suenen algunos de sus nombres: **dopamina, serotonina y noradrenalina**.

- La **serotonina** sirve para regular el estado de ánimo, el sueño y el apetito. Te ayuda a sentirte feliz, tranquilo y en paz. Si los neurotransmisores fuesen una tribu, la serotonina sería el viejo sabio que se asegura de que todo esté en equilibrio.
- La **dopamina** ocuparía el papel del joven cazador; es la motivación y la energía. Te empuja a ponerte retos, a perseguirlos y a disfrutar de los logros. Se libera cada vez que alcanzas un objetivo y genera una sensación de placer y recompensa, lo que motiva a repetir esa acción en el futuro.
- La **noradrenalina** conforma el sistema de alerta. Te mantiene atento y centrado, preparado para reaccionar. Actúa sobre la motivación, la percepción y la respuesta al estrés. Si la noradrenalina tuviera un papel sería el de vigilante centinela, siempre dispuesto a dar la señal de alarma.

A día de hoy numerosos estudios científicos han demostrado que una única sesión de ejercicio puede alterar el estado mental, con efectos claros sobre el ánimo y la cognición

Con respecto al estado de ánimo:
- Disminuye la depresión y la ansiedad.
- Disminuye la tensión, la ira y la confusión.
- Aumenta los niveles de energía.
- Pone de buen humor.

Con respecto a la función cognitiva:

- Mejora la capacidad de prestar atención y concentrarse.
- Mejora la capacidad de resolver problemas.
- Mejora la flexibilidad cognitiva.
- Mejora la fluidez verbal.
- Mejora la capacidad de tomar decisiones.
- Mejora el control inhibitorio.
- Mejora la memoria de trabajo.

De ahí que el mejor momento para hacer ejercicio (siempre que no sea una sesión superintensa) sea justo antes de usar el cerebro.

El ejercicio te da energía para las horas posteriores, hace que rindas mejor en las tareas cognitivas y se ha comprobado que los efectos positivos sobre el estado de ánimo pueden durar hasta veinticuatro horas.

Lo mejor de todo es que para conseguir estos efectos no hace falta complicarse la vida, con una sesión de 30 a 45 minutos de ejercicio aeróbico ya lo puedes percibir. Y si el día se te complica demasiado y hasta eso te resulta difícil, se ha demostrado que incluso caminar apenas veinte minutos ya tiene un efecto positivo sobre la atención, la memoria y el humor. **Moraleja: tu cerebro quiere que te muevas.**

¿Dónde está la memoria?

Una de las características que más sorprendía a los investigadores sobre Henry Molaison era lo selectiva que había sido su pérdida de memoria. Realizaba perfectamente tareas de autocuidado, como lavarse los dientes o afeitarse, e incluso se acordaba de datos históricos que había aprendido de joven. Esto dio lugar a que los científicos planteasen que podían existir distintos tipos de memoria y que, por tanto, en el cerebro hubiese distintas áreas dedicadas a cada una de ellas. **El primer interrogante fue tratar de entender qué diferenciaba la memoria a corto plazo de la memoria a largo plazo.**

La mayoría pensamos que recordar la cena del día anterior se corresponde con la memoria a corto plazo. Error: eso es a largo plazo. La memoria a corto plazo se centra en el presente inmediato, como cuando te dictan un número de teléfono y lo recuerdas el tiempo suficiente para anotarlo en un papel. La memoria a largo plazo es todo lo que recordamos durante más de unos breves segundos.

Henry mantenía la memoria a corto plazo, lo que le fallaba era la capacidad de almacenar información y convertirla en memoria a largo plazo. En la operación, el cirujano había extirpado la mayor parte del tejido cerebral de sus dos hipocampos, por lo que concluyeron que esa parte era la que debía de ser la clave del proceso.

Este descubrimiento centró las investigaciones sobre la memoria en el hipocampo y, posteriormente, en su conexión con otras áreas cerebrales, como la amígdala (encargada del procesamiento de las emociones) y la corteza prefrontal (encargada de la conducta, la personalidad y la cognición). Se descubrió que **estas tres áreas eran determinantes en los procesos de memoria**.

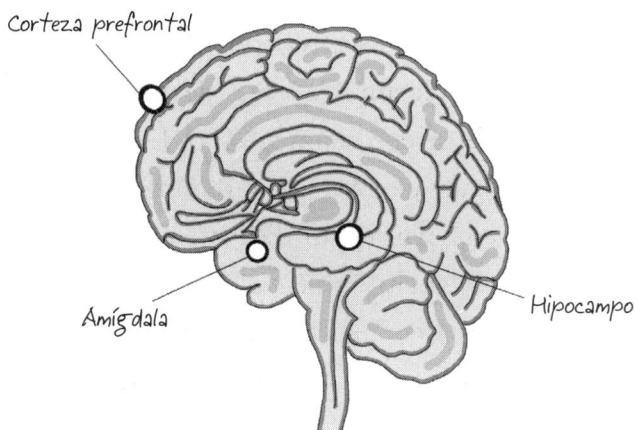

En cuanto los investigadores descubrieron cuáles eran las áreas cerebrales con mayor peso en la formación de la memoria pudieron canalizar mejor la investigación para ayudar a personas con alzhéimer y demencia. Sabían que las sinapsis neuronales podían reorganizarse y crecer, y que con la edad y el consumo de alcohol las neuronas podían debilitarse y morir. **Todavía les quedaba una duda: ¿tendría el cerebro la capacidad de generar nuevas neuronas?**

Un fertilizador para el cerebro

En 1998, los investigadores del Instituto Salk, en La Jolla, California, se propusieron estudiar la génesis de nuevas células en el cerebro adulto humano, concretamente en el hipocampo. Contactaron con cinco pacientes diagnosticados de cáncer terminal y, con su pleno consentimiento, les inyectaron una solución intravenosa que podría detectar el nacimiento de nuevas neuronas una vez fallecidos. **Se llevaron una gran sorpresa cuando, en la autopsia, los marcadores neuronales evidenciaron que se habían generado nuevas células, y precisamente en el hipocampo.** Al parecer, esta parte del cerebro, tan importante para la memoria, retenía la capacidad de crear neuronas incluso en los últimos días de vida. Esto es lo que denominamos **neurogénesis**. Hoy en día, los científicos siguen estudiando este proceso para descubrir cuáles son las áreas cerebrales en las que se produce y cómo. Aunque una de las zonas donde está más demostrada la neurogénesis es el hipocampo.

Existe una proteína clave en la producción de nuevas células cerebrales y en el mantenimiento de las existentes: el factor neurotrófico derivado del cerebro, conocido como BDNF. El BDNF es una molécula que actúa directamente sobre las neuronas, promoviendo su crecimiento, facilitando la transmisión sináptica, ayudando a crear conexiones y a mantener las existentes.

El neuropsiquiatra John J. Ratey compara el BDNF con un fertilizador. Tal y como explica en su libro *Spark*, el BDNF se encuentra en reservas cerca de las sinapsis y se libera cuando existe un aumento de flujo sanguíneo. Además, hay una serie de hormonas clave, conocidas como IGF-1, VEGF y FGF-2, que llegan al cerebro a través de esa irrigación sanguínea y trabajan de la mano del BDNF, promoviendo su actividad y ayudando a solidificar conexiones, a facilitar el aprendizaje y a consolidar recuerdos a largo plazo.

¿Qué quiere decir todo esto? **Que cuando hacemos ejercicio aumentamos el flujo sanguíneo al cerebro, ayudamos a liberar ese fertilizador y promovemos la secreción de**

todas estas hormonas que actúan directamente sobre el cerebro.

Ese es el motivo por el que las personas activas tienen el cerebro más sano. Esta correlación llega hasta el punto de que tener un cuádriceps (el músculo del muslo) más fuerte implica contar con un hipocampo más saludable, y hay una amplia cantidad de estudios que han evidenciado una relación directa entre el porcentaje de masa muscular y el riesgo de desarrollar demencia: a menor musculatura, mayor probabilidad.

Por si te quedan dudas, en 2018, un equipo de investigación de la Universidad de Gotemburgo publicó los resultados de una investigación que había tenido lugar durante cuarenta y cuatro años para medir la relación entre el ejercicio y el desarrollo de demencia. Se dividió un grupo de 191 mujeres en tres categorías: forma física baja, media y alta, y se fueron tomando medidas a lo largo de los años. Las mujeres que estaban más en forma retrasaron nueve años la aparición de demencia con respecto al grupo que menos en forma se encontraba, y cinco años con respecto al grupo medio.

Hacer ejercicio ayuda a promover la estimulación del hipocampo y de todo el cerebro.

Con el paso de los años, el cerebro envejece, las dendritas se retraen, disminuye el flujo sanguíneo y los niveles de BDNF se reducen. Por eso hacer ejercicio tiene un efecto preventivo para la salud cerebral: nos proporciona un mayor margen de maniobra y retrasa el momento en el que empezamos a percibir el deterioro cognitivo, además de reducir el riesgo de padecer enfermedades que son hasta el momento incurables, como el alzhéimer y el párkinson.

El regalo de Henry

Al funeral de Henry Molaison acudió un pequeño grupo de personas, entre los que se encontraba la doctora Suzanne Corkin. En su elegía quiso dedicarle unas palabras para homenajear su vida:

«Hablo en nombre de mis compañeros de profesión y en el mío propio cuando aseguro que nos honra haber formado parte de su círculo íntimo. Hoy lo despedimos con respeto y gratitud por haber cambiado el mundo y a todos los que lo conocimos. Su tragedia acabó siendo un obsequio para la humanidad. Por irónico que parezca, Henry, nunca te olvidaremos».

El cerebro de Henry ha sido un regalo para la ciencia y para todas las personas que han podido mejorar su salud gracias a los avances que lo acompañaron. Espero que conocer su historia también haya marcado un antes y un después para ti.

No debemos dar por hecho ninguna parte de nuestro cuerpo, y menos aún el cerebro. Esas células con forma estrellada, sus sinapsis, sus neurotransmisores y todas las hormonas y las proteínas que las activan son las que marcan nuestra vida. Las que determinan si pasamos días alegres o tristes, las que nos permiten prestar atención a nuestra película favorita y las que deciden si en unas décadas seremos capaces de recordar el nombre de esas personas que tanto nos quieren.

RESUMEN DEL CAPÍTULO

- La neuroplasticidad es la capacidad que tiene el cerebro para adaptarse, reorganizarse y cambiar su estructura creando nuevas conexiones entre las neuronas o fortaleciendo las existentes, en respuesta a la experiencia, el aprendizaje o el daño.
- El ejercicio físico actúa como un potente baño de neuromoduladores para el cerebro: mejora el estado de ánimo, la memoria y el rendimiento cognitivo con solo una sesión de movimiento.
- El hipocampo es clave para la memoria a largo plazo y, gracias a la neurogénesis estimulada por el ejercicio, se puede fortalecer y proteger el cerebro del deterioro cognitivo.

9

EL PODER MEDICINAL DEL MOVIMIENTO

> Viajamos para cambiar, no de lugar, sino de ideas.
>
> HIPPOLYTE ADOLPHE TAINE

El mosquito

Según salíamos del bungalow para ir al gimnasio, la vecina de al lado se acercó a saludar. Traía un mensaje importante para nosotros: dos inquilinos de la colonia estaban en cama por dengue. La densidad de mosquitos había aumentado de manera exponencial en los últimos días y esa misma mañana vendrían unos técnicos a fumigar.

Era marzo de 2024, el segundo año consecutivo que fuimos a pasar una temporada en Phuket, una isla del sur de Tailandia. Nos alojábamos en un pequeño complejo del pueblo de Rawai, formado por ocho casitas unifamiliares instaladas alrededor de una piscina. La residencia estaba separada del circuito turístico, no tenía página web ni se anunciaba en los típicos buscadores hoteleros.

La habíamos encontrado de chiripa el año anterior, en uno de los paseos exploratorios que dábamos los domingos con la moto. Conseguimos contactar con el dueño y la reservamos para las tres semanas que nos quedaban en la isla. Fue un triunfo.

Era un recinto protegido al que se accedía por un caminito estrecho de casetas rojizas. La sombra de las plataneras y el tapete improvisado de pétalos rosas te recibían al cruzar la cancela. Al fondo a la derecha, escondida entre el follaje, se distinguía nuestra cabaña, con dos ventanas estrechas y una tumbona que marcaba la vía de entrada. El canto de las cigarras, los gecos y los mirlos hacían de banda sonora a un oasis tropical que incluía internet de alta velocidad, agua caliente y aire acondicionado. Lo tenía todo.

Ese año habíamos reservado con meses de antelación para asegurarnos la cabaña los noventa días de estancia que permite el visado de turista; sin embargo, cuando llegamos a Phuket, vimos que las cosas estaban cambiando. La economía volvía a despegar tras la caída demoledora de la pandemia y el *boom* inmobiliario llegaba a todos los rincones de la isla, incluido nuestro apartado bungalow. Donde antes había selva, ahora se abrían caminos de barro y tierra. El estrépito de los tractores y el martilleo de las obras corrompía la calma que tanto anhelábamos. La tierra removida, los cúmulos de agua y la deforestación estaban dando lugar a un incremento de mosquitos y, con ello, de la transmisión de enfermedades.

Aun así, nos sentíamos muy cómodos y felices en nuestro idílico barrio. Empezábamos a hacer amigos en las clases de muay thai, los vecinos nos saludaban por la calle y ya nos conocían en el supermercado. Estábamos bastante familiarizados con las costumbres de la zona y nos sentíamos como en casa.

Una de las ventajas de pasar varios meses en un mismo destino es que dejas de cometer los típicos errores de turista: comer en el chiringuito que lleva tres días con el pollo lleno de moscas, alquilar la moto del freno desgastado, dejar la ventana abierta sin mosquitera o tirarte a descansar cerca de aguas estancadas. **A base de ensayo y error, habíamos aprendido la lección.** Por ello, cuando la vecina nos informó del brote de dengue, nos reímos para nuestros adentros pensando que eso les pasaba por descuidados y domingueros.

Hasta que mi marido empezó con fiebre y sudores esa misma noche y la osadía rápidamente se convirtió en pánico. Gracias, karma.

Siete días más tarde, después de mucha hidratación, llamadas al médico, momentos de quedarse inconsciente en cama y mucho miedo, todo salió bien. Por suerte, no se trató de un dengue hemorrágico grave, que puede llegar a ser mortal, y el incidente se quedó en un buen susto. Si algo nos enseñó esta experiencia, además de la importancia de contratar un seguro médico de viaje, es lo incuestionablemente vulnerables que somos.

En España no tenemos que preocuparnos por enfermedades como la malaria, el dengue o la fiebre amarilla. **Le tenemos más miedo a la hipoteca, al** *email* **del jefe o a la declaración de la renta que al mosquito**, a pesar de ser el animal más mortífero para el ser humano, responsable de casi un millón de muertes al año. Las enfermedades que acaban hoy con nosotros no son las mismas que hace cien años. **El mundo ha cambiado.**

Por el contrario, nuestra biología no lo ha hecho.

El estilo de vida que hemos incorporado en Occidente y en el siglo XXI no tiene nada que ver con lo que nuestro cuerpo espera de nosotros. La vertiginosa modernidad, llena de avances médicos y tecnológicos que en ciertos aspectos nos salvan la vida, también tiene un lado oscuro. Hemos sustituido los amigos por los suscriptores, los alimentos reales por los ultraprocesados, la naturaleza por Netflix y el movimiento por el sofá. **Morimos de enfermedades crónicas y prevenibles, pero lo peor es que vivimos con ellas.**

¿Puede la sociedad del confort ser todavía más letal que el mismísimo mosquito?

La teoría del desajuste evolutivo

En 1991, George C. Williams y Randolph M. Nesse, biólogo evolutivo y médico, respectivamente, publicaron un innovador artículo que propició un acercamiento inédito entre ambas disciplinas. Se tituló *The Dawn of Darwinian Medicine* («El amanecer de la medicina darwiniana») y proponía un nuevo enfoque en el estudio de la medicina. Según ellos, si la teoría de la selección natural y el concepto de adaptación de Darwin podían explicar atributos y funciones del cuerpo humano, era lógico aplicar ese mismo pensamiento evolutivo (que tú ya conoces) a la salud y a la enfermedad. Tres años más tarde, el exitoso artículo se convirtió en un libro: *Por qué enfermamos*, y pasó a ser el manual de referencia de un nuevo campo conocido como **medicina evolutiva**.

En su libro, Williams y Nesse enunciaron el principio de desajuste evolutivo como la causa de un gran número de enfermedades modernas. Según este concepto, nuestro cuerpo de cazador recolector adaptado a un mundo prehistórico está completamente desubicado en esta nueva realidad. Los seres humanos hemos evolucionado para medrar en entornos donde escaseaba el alimento y abundaba la actividad física (entre otras cosas), no para vivir en un mundo moderno con comida accesible las veinticuatro horas del día y en el que prácticamente no nos movemos.

Un claro ejemplo de nuestra capacidad para sobrevivir en entornos de escasez es el pintoresco michelín. Si alguna vez te has preguntado por qué te cuesta tanto perder peso y tan poco ganarlo, es precisamente por eso: la evolución nos ha convertido en unos expertos acumuladores de grasa. Gracias a esta capacidad, nuestros ancestros pudieron soportar hambrunas, inclemencias climáticas y enfermedades.

De la misma manera, nuestro cerebro está programado para desear alimento. Gracias a esta estrategia, tu organismo se aseguraba de que ingirieras todas las calorías posibles a la mínima oportunidad. Si encontrabas un panal de abejas con miel, tu cerebro se ponía en guardia y todos tus neurotransmisores te decían: «¡A comeeeeeer!». Puesto que no sabías cuándo iba a ser la próxima cena, era una casualidad que no debías desperdiciar.

Hoy nuestro cuerpo sigue acumulando grasa como un maestro y nuestro cerebro sigue deseando calorías, pero el entorno no tiene nada que ver: **estamos expuestos constantemente a miles de «panales de miel»**. La industria alimentaria está hackeando nuestro organismo, y nosotros, por mucha fuerza de voluntad que tengamos, no nos podemos resistir. No es que a los genes les cueste adaptarse a esta realidad, es que la vida moderna actúa directamente en su contra.

Al aumento de ingesta calórica se le suma la disminución del gasto energético. No solo comemos más, mucho más, también nos movemos menos. Daniel Lieberman, paleoantropólogo y profesor de Biología Evolutiva en Harvard, señala que el típico cazador recolector, sea hombre o mujer, camina entre nueve y catorce kilómetros al día. Para que te hagas una idea, en España, uno de los países del mundo donde más se camina, damos de media seis mil pasos diarios, que son unos cuatro kilómetros y medio, cifra que queda muy lejos de aquellos hábitos ancestrales.

De ahí que la obesidad sea considerada como una de las «enfermedades de la civilización»: se trata de uno de los signos más tangibles del desajuste entre biología y entorno. En España, el 40,6 por ciento de los niños tiene sobrepeso, y más del 60 por ciento de la población adulta sufre obesidad o se encuentra en riesgo de padecerla. En el mundo hay 890 millones de adultos obesos, frente a los 390 millones con infrapeso, y según el informe de la Federación Mundial de la Obesidad, se prevé que en 2035 más de la mitad de la población padezca sobrepeso u obesidad. Es decir, unos 4.000 millones de personas.

The Lancet publicó en 2024 un estudio que compara la evolución mundial de la obesidad y el infrapeso entre 1990 y 2022. La buena noticia es que en poco más de treinta años la prevalencia del infrapeso ha disminuido en un grandísimo porcentaje de naciones; la mala es que la balanza se ha inclinado hacia el lado contrario: la obesidad ha aumentado prácticamente en todos los países del mundo (94 por ciento en mujeres y 99 por ciento en hombres). Una enfermedad que comenzó considerándose propia del mundo civilizado se está extendiendo a las zonas con menor poder adquisitivo. Hay millones de personas que no tienen acceso a comida saludable y cuya única opción es basar su dieta en alimentos ultraprocesados. No tienen la posibilidad de hacer ejercicio ni de practicar deporte, y desde luego no cuentan con un sistema sanitario en el que ampararse.

La obesidad no es un juego, es un problema global de malnutrición que afecta a millones de personas en el que influyen factores fisiológicos, ambientales, sociales, genéticos, psicológicos y conductuales. Pero todavía hoy, en 2025, los medios de comunicación y la sociedad lo siguen entendiendo como un mero dilema estético. No caigamos en ese error. Es mucho más que eso.

Mi último pad thai

La cultura tailandesa es conocida principalmente por tres aspectos: los coloridos templos budistas, la sonrisa de sus habitantes y su deliciosa gastronomía. A lo largo de los meses que pasamos en el país, probamos todos o casi todos los platos típicos: sopa de pollo con leche de coco, arroz con mango, pinchitos de carne, salchicha de Chiang Mai, cerdo frito con ajo... ¡Todo está para chuparse los dedos! Así que antes de volver a casa queríamos aprender a cocinar nuestras recetas favoritas y recrear una versión españolizada. A través de una agencia contactamos con un chef local que impartía cursos de cocina para extranjeros y nos apuntamos.

Nuestra profesora se llamaba chef Ann, era una señora de unos sesenta años muy risueña y que chapurreaba el inglés. Quedamos con ella delante de su escuela y nos acompañó al mercado local a comprar los ingredientes. Nos enseñó hierbas y condimentos que no conocíamos, como el limoncillo, el galangal, la lima kafir, distintos tipos de chile y variedades de cilantro y albahaca muy diferentes a las europeas. Una vez en la cocina, empezamos con la preparación de los platos y, como podíamos elegir el menú, opté por mi preferido: el pad thai. Es un salteado de fideos transparentes, similares a los tallarines, con un revuelto de tofu y gambas aderezado con cacahuetes y un poco de picante. Un emblema de la gastronomía tailandesa.

Empezamos preparando la materia prima y organizando las especias para luego pasar a los fogones. Antes de encender la lumbre, chef Ann nos enseñó los aceites y las salsas que incorporaríamos al wok. Cuando vi lo que íbamos a utilizar, se me cayó el alma a los pies: aceite de palma, azúcar de palma, concentrado de jugo de tamarindo y salsa de pescado ultraprocesada. Todo incluía un gran porcentaje de azúcar añadido, aceites vegetales y decenas de ingredientes indescifrables. Seguimos sus instrucciones al pie de la letra y al acabar nos sentamos a la mesa. Mi cerebro de humana paleolítica lo disfrutó cual manjar, pero mi corteza racional, conocedora de los perjuicios de haber llevado esa dieta durante los últimos meses, me decía: **«Disfruta de este pad thai, Ana, que va a ser el último: el aceite de oliva virgen extra te espera en casa»**.

El verdadero problema no está en la báscula

Imagínate que un día vas al oculista para una revisión y se pasa toda la consulta admirando el marrón intenso y el perfil almendrado de tus ojos. No te hace ningún test de agudeza visual ni te pregunta por tu historia clínica, solo contempla tu rostro. Tras unos minutos te da su valoración: preciosos.

Más allá de lo perturbador de la situación, sería un sinsentido, ¿verdad? A ti te da igual lo bonitos o feos que puedan parecerle tus ojos, lo que quieres es saber la graduación de gafas que necesitas para leer bien.

Con la salud tenemos que desarrollar la misma lógica.

Una cosa es lo bonitos que sean tus ojos y otra tu agudeza visual, una cosa es lo riquísimo que está el pad thai y otra lo saludable que sea, una cosa es lo atractivas que te parezcan las curvas y las tripas planas y otra muy diferente la salud metabólica del cuerpo. No debemos confundir los gustos estéticos con los principios de salud. Al contrario de lo que mucha gente piensa, existen personas con sobrepeso metabólicamente sanas, y personas delgadas metabólicamente enfermas. Tenemos que mirar más allá del peso corporal.

Según la OMS, el diagnóstico de sobrepeso y de obesidad se realiza utilizando el índice de masa corporal (IMC), que puedes calcular con esta simple fórmula:

Índice de masa corporal = peso (kg) / estatura (cm)²	
Categoría	Índice de masa corporal (IMC)
Bajo peso	<18,5
Peso normal	18,5-24,9
Sobrepeso	25,0-29,9
Obesidad	≥30
Obesidad grado I	30,0-34,9
Obesidad grado II	35,0-39,9
Obesidad grado III	≥40

El normopeso se define como un IMC entre 18,5 y 24,9, el sobrepeso se encuentra entre 25 y 29,9, y la obesidad en el rango superior a 30. **Pero ¡ojo! Ten cuidado, porque esta medida puede despistarte. Verás por qué tienes que cogerla con pinzas.**

La medida del IMC resulta muy útil para analizar estadísticas a nivel poblacional: con esta simple fórmula los investigadores pueden calcular rápidamente cómo ha aumentado la masa corporal de los habitantes de un país, por ejemplo. Eso permite estudiar la relación entre el peso y ciertas enfermedades y valorar el impacto de distintos proyectos sociales.

Por lo que respecta al individuo no tiene el mismo valor y no debemos guiarnos exclusivamente por esta medida.

Tu índice de masa corporal no diferencia qué porcentaje de tu peso es músculo y cuál grasa. No es lo mismo pesar 65 kilos y tener un 15 por ciento de grasa corporal (unos 10 kilos) que tener un 40 por ciento de grasa corporal (26 kilos). El músculo y la grasa no influyen de la misma manera sobre tu salud, aunque la báscula de casa no los diferencie.

El verdadero problema de salud no es solamente el aumento de peso, la gran amenaza reside en las consecuencias fisiológicas que lo pueden acompañar.

¿Cómo tienes la casa?

Si queremos entender cómo influyen la grasa y el músculo esquelético en nuestra salud, tenemos que entender cómo el cuerpo almacena las calorías. A riesgo de ser reduccionista y para que el mensaje quede claro, lo voy a explicar de una manera muy básica con una metáfora.

Imagínate que llegas a casa con diez cajas de bombones, te las han regalado en el trabajo y tienes que ponerlas en algún sitio. Primero empiezas guardando algunas en el espacio que tienes libre en la cocina —un armario medio vacío y un cajón—, pero se llenan enseguida y el resto te toca guardarlas en la despensa. A nivel fisiológico, cuando te comes un bombón y tu cuerpo lo tiene que almacenar, primero lo guarda en forma de glucógeno, tanto en los músculos como en el hígado (es decir, en el armario y el cajón de la cocina). Si esos depósitos están llenos, entonces lo almacenará en forma de grasa subcutánea (en la despensa), que son los depósitos que tenemos bajo la piel: en los muslos, en los brazos, en el trasero, etcétera.

Lo ideal es que salgan las mismas cajas que entran para que no se vayan acumulando; es decir, que comas lo que gastas, pero si siguen llegando, la despensa se llena, igual que los depósitos de grasa subcutánea. Si sigues sin gastarlas y entran más, al no haber hueco en ningún sitio, las cajas se van apilando en todos los rincones de la casa: en la encimera, en la mesa del comedor, en el suelo, en el baño y en la cama. **Eso interfiere en el funcionamiento normal de tu hogar, es decir, de tu cuerpo.**

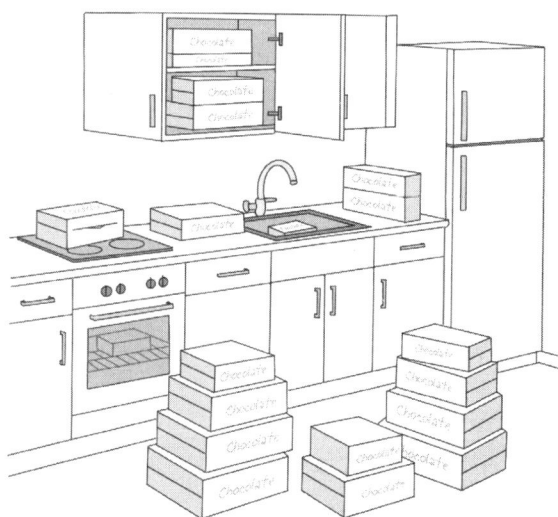

Cuando hay un exceso de grasa en el organismo, esta se infiltra entre tus músculos, en tu hígado, en tu corazón, en tu páncreas, en los órganos de tu abdomen y también llega a la sangre, en forma de triglicéridos. **El problema no es solo el porcentaje de grasa en sí, sino dónde se localiza.** La obesidad visceral y la presencia de grasa en zonas del cuerpo que no están diseñadas para almacenarla acarrea consecuencias muy negativas para tu salud:

- Aumenta la resistencia a la insulina, lo que provoca que a tus músculos les resulte más difícil absorber el azúcar de la sangre.
- Segrega sustancias proinflamatorias llamadas citoquinas, que fomentan la inflamación de todo el cuerpo.
- Promueve la hipertensión arterial, daña tus vasos sanguíneos y favorece la formación de placas de ateroma.
- Incrementa el riesgo de padecer enfermedades como la diabetes tipo 2 y el hígado graso.
- Se ha observado que, a mayor perímetro abdominal, menor volumen de materia gris cerebral.

Todos estos signos representan una mala gestión energética por parte del organismo, y esto en términos clínicos se conoce como síndrome metabólico.

Cuando decimos que alguien está metabólicamente sano quiere decir que su cuerpo es capaz de aprovechar los nutrientes que consume para surtir a sus células de toda la energía que necesitan.

Volviendo al ejemplo de las cajas, estas no se acumulan sin control, lo que entra se gasta, hay espacio tanto en la cocina como en la despensa y el sistema está organizado. Por el contrario, **cuando una persona está metabólicamente enferma, la casa está patas arriba**. Las cajas no se gastan, no se pueden guardar donde deberían y, además, estorban. El cuerpo no realiza correctamente los procesos de conversión de energía y acumula el exceso en forma de azúcar y grasa.

Lo fundamental es que sepas que tu salud metabólica es un pilar innegociable de tu salud global.

Si tu cuerpo no maneja bien la energía, habrá células del organismo que no reciban la que necesitan.

Para conocer objetivamente cómo tienes la casa, es decir, tu salud metabólica, puedes empezar por revisar estos cinco marcadores en los análisis de sangre:

Marcador	Elevado
Glucosa en sangre en ayunas	> 100 mg/dL
Triglicéridos	> 150 mg/dL
HDL	< 40 mg/dL (hombre) < 50 mg/dL (mujer)
Perímetro abdominal	> 102 cm (hombre) > 88 cm (mujer)
Tensión arterial	≥ 130/85 mmHg

Se diagnostica un síndrome metabólico cuando se cumplen tres de los cinco criterios. No obstante, si solo tienes uno o dos, no quiere decir que estés como una rosa. Si las cajas de bombones no llegan hasta el baño pero se están acumulando en el pasillo, eso tampoco está bien. Es mejor dar positivo en dos criterios que en cuatro, pero lo ideal es no darlo en ninguno.

Al principio del capítulo nos preguntábamos si la sociedad del confort puede ser más peligrosa que el mosquito. Igual la civilización del bienestar no, pero el síndrome metabólico desde luego que sí. Cuando revisamos las principales causas de muerte en España observamos que más del 50 por ciento están causadas por enfermedades cardiovasculares (isquémicas del corazón, cerebrovasculares, insuficiencia cardiaca) o por cáncer (de pulmón, páncreas, mama, colon, etcétera) y sabemos que la enfermedad metabólica aumenta significativamente el riesgo de padecerlas:

---

1) Enfermedades cardiovasculares:
- 135 por ciento más de riesgo de padecer enfermedad cardiovascular.
- 140 por ciento más de riesgo de morir por enfermedad cardiovascular.
- 99 por ciento más de riesgo de sufrir un infarto de miocardio.
- 127 por ciento más de riesgo de sufrir un ictus.

2) Cáncer en hombres:
- 43 por ciento más de riesgo de cáncer de hígado.
- 25 por ciento más de riesgo de cáncer de colon.
- 10 por ciento más de riesgo de cáncer de vejiga.

---

3) Cáncer en mujeres:

- 61 por ciento más de riesgo de cáncer de endometrio.
- 58 por ciento más de riesgo de cáncer de páncreas.
- 56 por ciento más de riesgo de cáncer de mama postmenopausia.
- 52 por ciento más de riesgo de cáncer de recto.
- 34 por ciento más de riesgo de cáncer de colon.

4) Enfermedades neurodegenerativas:

- 24 por ciento más de riesgo de párkinson.
- 25 por ciento más de riesgo de cualquier tipo de demencia.

Unos investigadores del CIBERDEM del Hospital Clínico San Carlos estudiaron la tasa de aparición y regresión de síndrome metabólico entre la población española y calcularon que por cada mil individuos se diagnostican dos nuevos casos de síndrome metabólico al año. Aunque a simple vista no parezca que sea para tanto, cuando se extrapolan los resultados a una población de cuarenta y siete millones de personas, vemos que esto implica unos 94.000 casos al año, es decir, 257 personas diagnosticadas cada día de síndrome metabólico.

Este es, sin duda, un problema complejo, muy complejo. Se necesitan medidas sociales, económicas, sanitarias, legislativas y educativas que tengan un impacto mundial. Si a nadie se le ocurriría decir que la anorexia se soluciona comiendo más y moviéndose menos, la enfermedad metabólica tampoco se soluciona diciéndole a la gente que coma menos y se mueva más. En un mundo donde lo normal es estar enfermo tenemos que elegir ser rebeldes y luchar por una sociedad donde se respete nuestra biología. Tanto por nuestra salud como por la de las generaciones que vienen.

Si te sientes pesimista, he de decirte que no es una batalla perdida. Hay luz detrás de la oscuridad. Sabemos a ciencia cierta que la enfermedad metabólica no solo se puede prevenir, sino también revertir. Cada día pacientes de todo el mundo revierten la diabetes tipo 2, mejoran la sensibilidad a la insulina, la composición corporal y recuperan su salud.

La manera de avanzar hacia ese horizonte optimista es en movimiento.

El ilusionante futuro por el que merece la pena luchar no solo está lleno de esperanza, también de mucho músculo.

El poder del movimiento para mejorar tu salud y prevenir enfermedades

El camino para recuperar la salud metabólica tiene una llave de paso ineludible: el músculo esquelético. (A partir de ahora, siempre que diga músculo me referiré a tejido musculoesquelético). Más allá de la influencia que ejerce sobre nuestra capacidad física (de la que hablaremos en el siguiente capítulo), desempeña un papel igual de importante en la función metabólica.

El músculo es un órgano que interviene directamente sobre nuestro metabolismo.

Todos los marcadores y riesgos de los que hemos hablado:

grasa visceral, resistencia a la insulina, triglicéridos en sangre, cáncer o morir a causa de una enfermedad cardiovascular, se ven influenciados por la salud del tejido muscular. La clave está en entender cómo.

Lo primero es conocer su papel como regulador del azúcar en sangre. Recuerda que en el ejemplo de la casa, cuando llegaban las cajas, el primer sitio donde se guardaban era en los armarios de la cocina, es decir, en los músculos. A mayor masa muscular, más espacio para absorber la glucosa de la sangre, y cuanto más sano esté el tejido muscular, mayor eficiencia para captarla.

Eso evita que la glucosa permanezca elevada durante mucho tiempo, pues tiene efectos tóxicos para tu organismo:

- Daña las paredes de los vasos, haciéndolos más rígidos y contribuyendo a la formación de placas en las arterias (arterioesclerosis).
- Aumenta el riesgo de hipertensión y de enfermedad cerebrovascular.
- Afecta a los nervios, provoca dolor y pérdida de sensibilidad, como en la neuropatía diabética.
- Promueve la glucoxidación: la glucosa en sangre reacciona con proteínas y lípidos y crea compuestos oxidantes que contribuyen al envejecimiento y a la inflamación crónica.

Como vimos, unos niveles de glucosa en sangre en ayunas mayores de 100 mg/dL era uno de los criterios para diagnosticar el síndrome metabólico. Lo bueno es que nuestro cuerpo cuenta con sistemas ancestrales que le han ayudado a evitar esta situación a lo largo de millones de años. El organismo cuenta con dos estrategias para eliminar el azúcar de la sangre:

1) El músculo es capaz de captarlo directamente, cuando hacemos ejercicio.
2) La insulina, una hormona que libera el páncreas, puede ayudar al tejido muscular a absorberlo.

Si no nos movemos, como un gran porcentaje de humanos modernos, el tejido muscular no puede aprovechar la primera estrategia, por lo que necesita servirse de la segunda, obligando al páncreas a trabajar tras cada comida para aumentar los niveles de insulina. El problema es que, con el tiempo, nuestros músculos necesitan cada vez más insulina para realizar la misma función, y eso es lo que acaba provocando la conocida resistencia.

Ahora sabes por qué el músculo tiene un papel primordial en tu salud metabólica y por qué en el momento que falla, comienzan los problemas.

La mayor parte de las enfermedades por las que morimos y malvivimos hoy en día tienen relación con la disfunción metabólica. Es una catástrofe, pero lo bueno es que podemos cambiarlo.

Una de las características más empoderadoras que tiene el músculo esquelético es nuestra capacidad de ejercer un control voluntario sobre él. No podemos influir directamente sobre el tamaño de los ojos o del intestino, pero sí sobre el de los tríceps o los cuádriceps. El músculo tiene una grandísima capacidad de adaptación y por eso juega un papel tan esperanzador en nuestra salud: **nos da la capacidad de elegir y de actuar**.

La contracción muscular que se genera cuando nos movemos actúa como medicina:

- Disminuye los niveles de azúcar en sangre.
- Promueve la liberación de hormonas que reducen la inflamación.
- Apoya la génesis de mitocondrias, que son las encargadas de producir energía en las células.
- Mejora la sensibilidad a la insulina.
- Impulsa la salud metabólica.

El músculo es el gran ecualizador: no podemos comprarlo, solo nos lo podemos ganar. La doctora Gabrielle Lyon afirma: «Cuanto mayor sea tu masa muscular sana, mayor protección tendrás frente a todas las causas de mortandad y enfermedad». Estar sanos nunca había estado tan al alcance de todos.

Echa músculo y ponte el casco

Hay una palabra que describe a la perfección el tráfico de Phuket: caos.

Mires donde mires, llegan ríos de motocicletas en estampida desde todas las direcciones. Lo malo no es que conduzcan por la izquierda, que sean agresivos o que las carreteras sean estrechas y tengan curvas, sino que las normas de circulación parecen orientativas. Es habitual que la gente se salte los semáforos, que se pare en medio de la autopista a comprar una piña o que conduzca en sentido contrario.

No hay día que no te encuentres con una escena rocambolesca: un señor conduciendo a una mano y sujetando un gallo con la otra, un perro sentado encima del conductor y con las patas en el manillar o familias enteras compartiendo asiento en la vespa. Lo más sorprendente para mí es que, pese al gran volumen de accidentes, casi nadie lleva casco.

¿Por qué? ¿Cómo puede ser que alguien ignore algo tan simple y que puede costarte la vida?

No tiene explicación.

Pues, querido lector, el casco es al accidente de motocicleta lo que el músculo esquelético es a la salud metabólica. La masa muscular no es opcional, es un seguro de vida. Así que muévete, echa músculo y siempre, siempre, ponte el casco.

RESUMEN DEL CAPÍTULO

- La vida moderna, con su exceso de comida ultra-procesada y sedentarismo, ha creado un desajuste entre las necesidades biológicas y el entorno, que dispara la incidencia de enfermedades crónicas como la obesidad y el síndrome metabólico.
- El síndrome metabólico es una disfunción energética que aumenta drásticamente el riesgo de sufrir enfermedades cardiovasculares, cáncer, diabetes y demencia, y se trata de una de las principales amenazas para la salud en el mundo moderno.
- El músculo esquelético es un pilar clave para desarrollar la salud metabólica. La contracción muscular ayuda a regular el azúcar en sangre, combate la inflamación y nos protege de enfermedades crónicas como la diabetes, las enfermedades cardiovasculares y el cáncer.

10

PARA GANAR AÑOS DE VIDA

No dejamos de jugar porque envejecemos,
envejecemos porque dejamos de jugar.

GEORGE BERNARD SHAW

Viento de levante

¿Qué harías si un día caminando por una playa desierta vieras a un hombre que no puede salir del agua? ¿Te lanzarías? Yo no tuve tiempo de pensarlo.

Era una mañana de finales de septiembre y, como cada jueves, mi marido y yo salimos a nadar. El sol resplandecía en lo alto, una tenue línea púrpura separaba el cielo del mar y la playa, liberada de turistas, recuperaba su perfil desértico. **Era uno de esos días en los que el cuerpo te pide agua y sal.**

Como buena madrileña, mi conocimiento sobre las mareas del Mediterráneo ha sido siempre deficiente. Puedes pedirme que te recite las paradas de metro de la línea cinco, pero no esperes que reconozca de dónde viene el viento. Aun así, después de llevar unos años viviendo a escasos metros de la costa, empezaba a desenvolverme. Se trataba de un día de levante con un poco de resaca, que, traducido al lenguaje común, significa que el viento venía del este, el agua estaba un poco turbia, las olas percutían en diagonal a la orilla y la corriente del fondo te tiraba hacia dentro.

Nos metimos para cumplir con la rutina de siempre: un kilómetro de ida y otro de vuelta. Empecé nadando a crol, mi estilo favorito, pero al cabo de diez minutos tuve que cambiar a braza. El oleaje era muy irregular y me costaba anticipar la siguiente ola, así que, cada dos por tres, acababa con la boca llena de agua. Tras veinte minutos de batalla marítima, con los oídos taponados y medio mareada, me lo pensé mejor. Cuando llegué al punto de retorno, cambié de rumbo y opté por hacer a pie el trayecto de vuelta.

Llevaba caminando pocos metros cuando una señora de unos setenta y cinco años me interceptó, muy nerviosa. No hablaba español y, con un inglés muy básico, me explicó que su marido llevaba un rato en el agua y parecía que le costaba salir. Me pidió que por favor me acercase a ayudarlo. Al mirar a mi alrededor me di cuenta de que la temporada de salvamento había terminado. No había nadie a cien metros a la redonda, estábamos ella y yo solas. Me puse las aletas y las gafas y nadé hasta él.

Me encontré con un señor mayor muy delgado, mirando hacia arriba y dando rápidas brazadas en el sitio. Le tiritaba la mandíbula, y con el aliento entrecortado me dijo que no tenía fuerzas para salir del agua, que se estaba cansando. No estábamos muy lejos de la orilla y se podía tocar fondo con las puntas de los pies, pero la resaca era tan fuerte que no nos permitía avanzar empujándonos contra el suelo. **Estaba agotado de intentarlo.** Lo agarré del brazo y nadé unos metros hacia la costa, tirando de él. En cuanto bajó el nivel del agua, ya pudo vencer la corriente con seguridad y, tomando mi mano, salió por su propio pie. Su mujer llegó corriendo y se abrazaron empapados en lágrimas.

Me quedé temblando. Qué poco había faltado. ¿Y si no hubiésemos salido esa mañana a nadar? ¿Y si no hubiese parado antes de tiempo? ¿Y si no hubiera pasado por allí? ¿Y si el señor se hubiese puesto nervioso? ¿Y si hubiera puesto mi vida en peligro? ¿Qué habría pasado? ¿Por qué se había metido en el agua sin conocer el estado del mar? ¿Era consciente de lo arriesgado de sus actos? ¿Cómo podría haberse evitado?

De vuelta a casa me quedé pensando en todos los «y si» y todos los porqués.

Cuando tenía dos años mi madre me apuntó a clases de natación. Estuve yendo dos tardes a la semana hasta que cumplí los doce. Pasaba frío, tragaba agua y recuerdo que el profesor era muy estricto. No me gustaba ir, nada de nada, pero desde el punto de vista de mi madre no había alternativa. Daba igual que los días que tocaba piscina me pasara la mañana llorando y le pidiera que no me llevase. No era negociable. Ella me explicaba que saber nadar podría salvarme la vida, y ese argumento era más potente que cualquier llanto. ¡Ay, mamá, qué razón tenías!

No fue hasta ese día, más de treinta años después, que recapacité en el valor de sus actos y de sus palabras.

Nunca sabremos cómo llegó el señor a esa situación, si sabía nadar, si se despistó o, simplemente, no supo reaccionar. Pero lo que está claro es que en ese instante su **capacidad física podría haberle salvado la vida**. A pesar de estar a solo unos metros de la orilla, no tenía fuerza ni oxígeno para bracear, y lo único que necesitaba para salir de aquella trampa era empujar un poco más.

Cuando la gente habla de ponerse en forma suele pensar en perder unos kilos, ganar algo de músculo o cansarse un poco menos…, pero casi nadie sospecha que entrenar puede salvarte el pellejo.

¿Y si te dijese que tu forma física puede marcar la diferencia entre la vida y la muerte?

Más allá de permitirte nadar, saltar o escapar de una situación extrema, tu *fitness* también es capaz de predecir cuántos años vas a vivir. Las últimas investigaciones han demostrado que tanto la fuerza como la capacidad aeróbica son dos marcadores que predicen la mortalidad y la esperanza de vida mejor que los niveles de colesterol, la tensión arterial e incluso la edad. Una buena capacidad física no solo te salva de un susto; también es capaz de predecir los años que te quedan por vivir.

He aquí el *quid* de la cuestión: **estar sano y estar en forma es prácticamente lo mismo**.

¿Qué quiere decir estar en forma?

En los últimos capítulos hemos hablado de que el movimiento puede ayudarnos a aliviar el dolor, a mantener las articulaciones sanas, a cuidar de la salud cerebral y a mejorar la salud metabólica. **Ahora profundizaremos en el poder del movimiento para regalar años a la vida y vida a los años.** La ciencia nos dice que las personas que están más en forma viven más y mejor, pero ¿qué significa estar en forma?

Para responder a esta cuestión te propongo un par de acertijos.

Acertijo 1: ¿Cómo tendría que ser el cuerpo de una persona muy en forma?

a) Con los músculos grandes y muy marcados.
b) Con músculos marcados, pero delgados y fibrosos.
c) No hace falta que se marquen los músculos, pero sí que el cuerpo sea grande y voluminoso.
d) Ninguna de las anteriores.

Tu respuesta: _____

Es cierto que tener una buena masa muscular es indispensable para tener una buena vida, ya lo hemos visto y, por lo general, cuanta más masa muscular se tiene, más fuerte se está, pero la realidad es que una imagen no puede indicarnos el nivel de forma de nadie. **La capacidad física no se mide por lo que una persona parece, sino por lo que consigue hacer.** Puede que tengas alas, pero hasta que no te vea volar no sabré de lo que eres capaz. Por eso, la respuesta correcta es «d) Ninguna de las anteriores». Pasemos al siguiente.

Acertijo 2: ¿Qué habilidad debería manifestar una persona que está en forma?

a) Debería ser capaz de correr muchos kilómetros.
b) Debería ser capaz de levantar mucho peso.
c) Debería ser capaz de nadar muy rápido.
d) Todas son correctas.

Tu respuesta: _____

Efectivamente: «d) Todas son correctas». No existe una única habilidad que defina exactamente lo que quiere decir estar en forma, sino muchas. Un claro ejemplo son las olimpiadas. En ellas vemos atletas de todos los rincones del mundo que ejecutan logros inalcanzables para el resto de los mortales:

- Un velocista que corre los doscientos metros lisos en veinte segundos.
- Un saltador que supera los dos metros treinta en la prueba de altura.
- Un maratoniano que completa cuarenta y dos kilómetros en poco más de dos horas.
- Un levantador de peso que puede con doscientos kilos.
- Un tirador que atina al blanco a cincuenta metros de distancia.
- Un gimnasta que ejecuta piruetas en el aire como si volara.

Son especialistas en lo que su deporte requiere de ellos y así lo demuestran: el velocista con velocidad, el saltador con potencia, el maratoniano con resistencia aeróbica, el levantador con fuerza, el tirador con precisión y el gimnasta con agilidad.

Todos se encuentran en el top 0,001 por ciento de su habilidad; sin embargo, ese grado de especialización ha implicado desatender el resto. Un maratoniano ha rechazado desarrollar su fuerza máxima en favor de su capacidad aeróbica, igual que un levantador de peso se ha dedicado al entrenamiento de fuerza y ha relegado lo demás a un segundo lugar. Para llegar a ser los mejores en una habilidad han tenido que decir que no a lo demás, incluyendo a su salud. Los deportistas profesionales llevan su cuerpo al límite, conviven con el dolor, con las lesiones, con la incomodidad, con la exigencia, con el sacrificio y con la soledad. **Su meta no es vivir más, ni mejor, luchan por un éxito casi imposible de alcanzar y reservado para muy pocos.** Como bien dice el refrán: ponen todos los huevos en la misma cesta.

No obstante, en este libro no buscamos ser medallistas olímpicos: nosotros lo que queremos es disfrutar al máximo de ser humanos.

Y eso implica repartir los huevos entre muchas cestas. No nos interesa aprender a hacer mortales o correr más rápido que el viento, lo que queremos es desarrollar una base física general que nos permita ser independientes a los noventa años, como nuestros amigos de Okinawa. El objetivo es cosechar un poco de todo: fuerza, resistencia cardiovascular, agilidad, potencia y movilidad. Convertirnos en unos aficionados decatletas longevos, sin ser los mejores en nada, pero buenos en todo. Y para conseguirlo hay dos pilares básicos que no nos pueden faltar: la capacidad aeróbica y la fuerza. Vamos a verlo.

Capacidad aeróbica

¿Alguna vez te has parado a pensar en lo peculiar que es la combinación de canguelo, curiosidad y excitación que sentimos al ver una película de miedo? Por un lado, queremos que se acabe, pero por otro la disfrutamos y, aun sabiendo que lo pasaremos mal, vamos a verla.

Existe un tipo de entrenamiento que me provoca las mismas sensaciones que una película de terror: los intervalos de bici a máxima intensidad. Siento pánico de saber lo mal que lo voy a pasar y a la vez regocijo de verme completándolo. Por si no sabes a qué me refiero, te cuento cómo funciona: coges un cronómetro y programas por ejemplo diez series de treinta segundos de trabajo con dos minutos de descanso. Te subes a una bicicleta estática y cuando el reloj empieza a contar pedaleas a máxima velocidad. Si quieres un reto extra, te recomiendo elegir una bici de asalto, que te obliga a mover brazos y piernas a la vez. Pasados treinta segundos, cuando suena el pitido de final de ronda, paras y te bajas de la bici. Justo antes de que se completen los dos minutos de descanso, vuelves al sillín y, cuando el cronómetro vuelve a sonar, inicias una segunda serie. Repites la secuencia un total de diez veces.

Si crees que soy una exagerada y que no es para tanto, es porque no lo has probado. Soy consciente de que sobre el papel parece bastante sencillo, más similar a un documental de las tres de la tarde que a una película de miedo, pero créeme, las palabras no le hacen justicia. Una persona que está cn forma aguanta bien las primeras dos o tres series. En la cuarta es donde comienza la pesadilla. Te duelen los muslos y los hombros, te falta el aliento, te cuesta empujar, sientes que la debilidad se va apoderando de ti, notas el escozor de la sangre en la garganta y los segundos se alargan cada vez más. Desde esa ronda y hasta la última, tu mente vive una disputa interna irreconciliable: no sabe si rendirse o seguir.

Si te preguntas por qué me obligo a pasar por esto, para mí está bastante claro. El objetivo es mejorar mi capacidad cardiorrespiratoria, es decir, la aptitud de mi cuerpo para producir energía a partir del oxígeno. Como ya sabes, nuestro cuerpo lo conforman billones de células que necesitan energía para realizar las funciones que nos mantienen con vida, y el oxígeno es uno de los elementos indispensables para la mayoría de estos procesos. Por ello, nuestra capacidad para absorber, transportar y utilizar oxígeno es tan relevante. **Cuanto más oxígeno puedes captar y aprovechar, mejor.** Ahora imagínate que pudieses medir esa capacidad y comprender al detalle tu propia fisiología. Sería interesante, ¿verdad? Bueno, pues resulta que sí que puedes. Ese marcador se llama VO_2 máx, es decir, el volumen de oxígeno máximo.

Jonathan N. Myers, profesor de Medicina de la Universidad de Stanford y uno de los investigadores más reconocidos a nivel mundial por sus aportaciones al campo de la cardiología y de la fisiología del ejercicio, quiso entender cómo podía estar relacionada esa medida, la del VO_2 máx, con la mortalidad.

Existen métricas que todos tenemos asociadas con la mortalidad. Por ejemplo, en las mismas condiciones de salud, una persona de noventa años tiene más probabilidad de morir que una de treinta, o una persona que padece un síndrome metabólico tiene más riesgo de fallecer por cualquier causa que otra que no lo tiene. Esto ya lo sabemos. Lo que Myers quería descubrir es cómo influye el VO_2 máx en estas probabilidades y, además, si ejerce el mismo peso que otras variables.

Para estudiarlo reunió a más de 750.000 personas, veteranos estadounidenses de entre treinta y noventa y cinco años. Se evaluó su VO_2 máx y se los clasificó en seis grupos según su resultado:

Grupo	Percentil
Muy baja forma	≤ 20 %
Baja forma	21-40 %
Medianamente en forma	41-60 %
En forma	61-80 %
Buena forma	81-97 %
Extremadamente en forma	≥ 98 %

Se los observó a lo largo de unos diez años de media, periodo en el que murieron 174.807 participantes, es decir, un 23 por ciento de la muestra. Al comparar el índice de mortalidad con su VO_2 máx, los resultados confirmaron lo que tú ya sospechas. Existe una relación inversa entre la capacidad cardiorrespiratoria y la mortalidad por cualquier causa en todos los espectros de edad, raza y sexo. A menor VO_2 máx, mayor mortalidad, y a mayor VO_2 máx, menor mortalidad.

¡Y ojo a los números! Las personas que se encuentran en el percentil más bajo, los del grupo «muy baja forma», tienen cuatro veces más probabilidades de morir por cualquier causa que aquellos que están en el percentil más alto, los «extremadamente en forma». Ese último grupo vivió entre 6 y 6,7 años más que el primero.

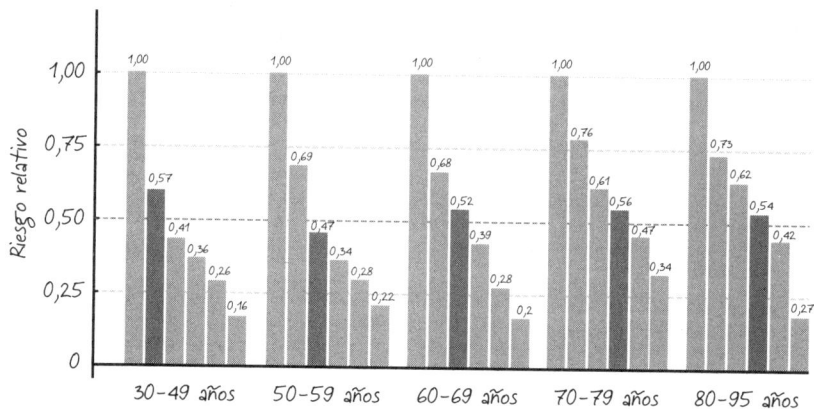

Lo más sorprendente lo encontraron al comparar la variable del VO_2 máx con las típicas medidas que se suelen utilizar para evaluar la salud de una persona: **el IMC, el tabaquismo, la diabetes, el cáncer y la hipertensión, entre otras.** Descubrieron que tener una muy baja forma física predice mejor la mortalidad que el resto de los factores.

Es decir que, con independencia de tu peso, de tu edad, de que fumes, sufras hipertensión, cáncer o diabetes, estar en baja forma repercute mucho más en tu riesgo de morir que todo lo demás.

Ahora entenderás por qué, a pesar de lo desagradable que son las series de bici, prefiero hacerlas que no hacerlas. **Mi objetivo es llegar y mantenerme en el percentil más alto posible.**

El precipicio de la dependencia

Con el paso de los años nuestro VO_2 máx desciende, pero, por suerte, si entrenamos, podemos aminorar la velocidad de la caída. Tengas la edad que tengas, ya sean veinte, cuarenta, sesenta u ochenta años, cuanta más capacidad cardiorrespiratoria desarrolles, mejor. **Por suerte, hay esperanza: no existe ningún estudio que afirme que a partir de cierta edad no se puede seguir mejorando; si lo entrenamos, podemos progresar.**

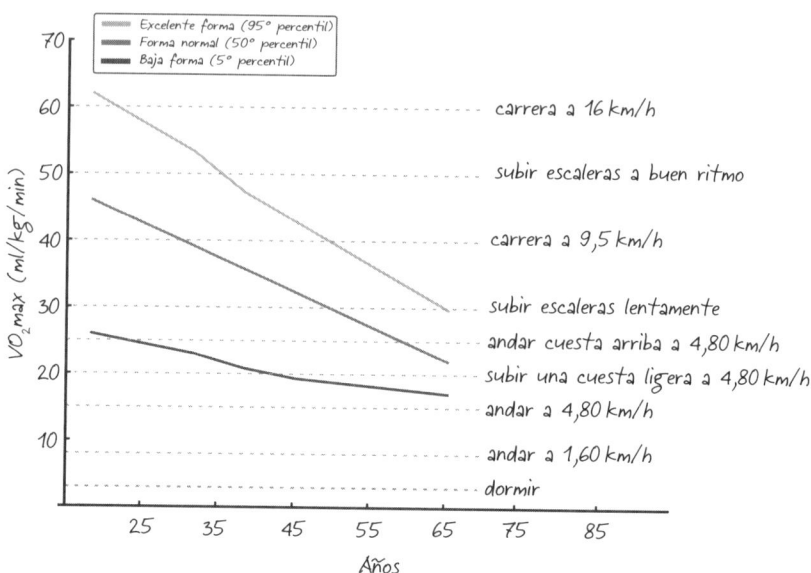

Leyenda del gráfico:
- Excelente forma (95° percentil)
- Forma normal (50° percentil)
- Baja forma (5° percentil)

Eje Y: VO$_2$máx (ml/kg/min) — valores 10, 20, 30, 40, 50, 60, 70
Eje X: Años — 25, 35, 45, 55, 65, 75, 85

Etiquetas:
- carrera a 16 km/h
- subir escaleras a buen ritmo
- carrera a 9,5 km/h
- subir escaleras lentamente
- andar cuesta arriba a 4,80 km/h
- subir una cuesta ligera a 4,80 km/h
- andar a 4,80 km/h
- andar a 1,60 km/h
- dormir

Lo verdaderamente crucial es mantenernos lo más lejos posible de lo que llamo **el precipicio de la dependencia**, un abismo que marca un antes y un después en la vida independiente.

Hay actividades básicas, como ducharse, vestirse o caminar, que determinan nuestro nivel de independencia, y creo que estarás de acuerdo conmigo en que, idealmente, nos gustaría seguir realizando esas tareas hasta el final de nuestros días. Para ello, nuestras células necesitan un mínimo de oxígeno, que podemos medir en VO$_2$ máx. La medida que necesitamos para ser independientes varía ligeramente de una persona a otra: en hombres se sitúa en los 18 mL/Kg/min aproximadamente, y en mujeres, entre los 15 y los 16 mL/Kg/min. **Una vez que atraviesas esa barrera y tu cuerpo no es capaz de captar tanto oxígeno y aprovecharlo, necesitas ayuda para emprender esas tareas.** De ahí que sea tan importante seguir entrenando incluso con setenta, ochenta y noventa años, para mantenernos lo más en forma posible.

Recuerda la sensación que te describía cuando estaba subida en la bici esforzándome por completar las series de intervalos. El malestar, el dolor y el cansancio de empujar un poco más. Pues ahora imagínate sentir algo así en el día a día y ante el mínimo esfuerzo, cada vez que quieras cortar verduras para hacerte un salteado, ponerte los calcetines o bajar al portal. Tu cuerpo tendrá que luchar con todas sus fuerzas para captar un poco más de oxígeno y conseguir que te muevas.

Si ese día nos va a llegar a todos, mejor que sea lo más tarde posible.

Mejora tu capacidad cardiorrespiratoria

Estoy segura de que, llegados a este punto, no solo quieres saber cómo está tu VO$_2$ máx, es posible que hasta te hayan entrado ganas de hacer series de bici. ¡Bien! Ese es el espíritu.

La mejor manera que tenemos de medir el VO$_2$ máx es mediante una prueba de esfuerzo, un test que se realiza en bici o en cinta de correr. Te colocan unos electrodos y una máscara para medir la frecuencia cardiaca y el intercambio de gases (cuánto oxígeno consumes y cuánto dióxido de carbono expulsas), se va aumentando la intensidad progresivamente hasta que ya no puedes más y llegas al punto de fatiga.

Por desgracia, no todos tenemos el privilegio de poder realizar una prueba de este tipo, pero sí podemos hacer una estimación mediante medidas indirectas, como el temido test de Cooper. Este consiste en caminar o correr sobre una superficie plana o en su defecto una cinta (con una inclinación del 1 por ciento) durante 12 minutos. Se mide la distancia que se ha recorrido y, con esa base, se determina en qué percentil estás:

Prueba de carrera de 12 minutos para mujeres (en kilómetros)

Mayor riesgo de muerte (por cualquier causa)		49 % menos	64 % menos	75 % menos	80 % menos
Edad	Pobre (el 25 % inferior)	Aceptable (25-49 %)	Buena (50-74 %)	Excelente (75-97 %)	Superior (el 2 % superior)
18-19	<2,08*	2,09-2,24	2,25-2,52	2,54-2,85	>2,86
20-29	<1,75	1,77-2,06	2,08-2,28	2,30-2,72	>2,74
30-39	<1,69	1,70-1,96	1,98-2,20	2,22-2,64	>2,66
40-49	<1,66	1,67-1,90	1,92-2,12	2,14-2,57	>2,59
50-59	<1,59	1,61-1,75	1,77-2,06	2,08-2,53	>2,54
60-69	<1,43	1,45-1,58	1,59-1,82	1,83-2,23	>2,25
70-79	<1,27	1,29-1,43	1,45-1,59	1,60-2,06	>2,08
80+	<1,19	1,20-1,35	1,37-1,48	1,50-1,80	>1,82
77 % Tasa de supervivencia a 10 años vista (a partir de la mediana edad / de los 50 años)		91 %	93,5 %	96 %	97 %

*Las distancias indicadas están en kilómetros (con una pendiente del 1 %)

La tabla para esta prueba está diseñada para su uso monitorizado por un reloj fitness o una cinta de correr.

Prueba de carrera de 12 minutos para hombres (en kilómetros)

Mayor riesgo de muerte (por cualquier causa)		49 % menos	64 % menos	75 % menos	80 % menos
Edad	Pobre (el 25 % inferior)	Aceptable (25-49 %)	Buena (50-74 %)	Excelente (75-97 %)	Superior (el 2 % superior)
18-19	<2,19*	2,20-2,53	2,54-2.68	2,70-3,04	>3,06
20-29	<2,12	2,14-2,37	2,38-2,64	2,66-2,95	>2,96
30-39	<2,08	2,09-2,24	2,25-2,53	2,54-2,85	>2,86
40-49	<2,06	2,07-2,20	2,22-2,44	2,46-2,80	>2,82
50-59	<1,78	1,80-2,06	2,07-2,27	2,29-2,69	>2,70
60-69	<1,59	1,61-1,82	1,83-2,06	2,08-2,53	>2,54
70-79	<1,45	1,46-1,58	1,59-1,82	1,83-2,29	>2,30
80+	<1,30	1,32-1,48	1,50-1,64	1,66-2,06	>2,08
77 % Tasa de supervivencia a 10 años vista (a partir de la mediana edad / de los 50 años)		91 %	93,5 %	96 %	97 %

*Las distancias indicadas están en kilómetros (con una pendiente del 1 %)

La tabla para esta prueba está diseñada para su uso monitorizado por un reloj fitness o una cinta de correr.

Para mejorar el VO_2 máx, los entrenadores recomiendan incluir dos tipos de entrenamiento semanales: el de zona 2 y el de alta intensidad (HIIT).

- **Entrenamiento en zona 2:** Es un entrenamiento que se realiza a baja intensidad, en la que nuestro ritmo cardíaco está ligeramente acelerado pero que nos permite mantener una conversación. Dependiendo de la capacidad y objetivos de cada persona, este entrenamiento puede durar entre veinte y noventa minutos, en los que se puede correr, montar en bici, remar, nadar... **No importa tanto la actividad concreta como ser capaz de mantener el ritmo apropiado para ti y sobre el que vayas construyendo adaptaciones poco a poco.** Si alguna vez has visto a gente por la calle corriendo despacio y te has preguntado por qué, probablemente sea que estaban entrenando la zona 2.

- **Entrenamiento de alta intensidad:** También conocido como HIIT (*high intensity interval training*), es el que describía en las series de bici. Este se estructura en series de alta intensidad seguidas de periodos de descanso. Se individualiza según las capacidades y objetivos de la persona, variando el nivel de intensidad, el volumen total de series, el tiempo de trabajo y/o la proporción entre trabajo y descanso. Algunos ejemplos de entrenamiento de alta intensidad son el formato Tabata, en el que se realizan ocho series de veinte segundos de trabajo y diez de descanso, o el SIT (*sprint interval training*), en el que se trabaja a base de esprints y se aumenta el tiempo de descanso considerablemente. Se pueden emplear todo tipo de ejercicios: correr, montar en bicicleta, nadar, saltar a la comba, hacer sentadillas, *burpees*, etcétera. Lo importante es que se individualice según las capacidades de cada persona.

Si quieres hacer las cosas bien y mejorar tu capacidad cardio-rrespiratoria, te recomiendo encarecidamente ponerte en manos de un entrenador, y, por supuesto, si sufres problemas de salud, acudir al médico antes de comenzar cualquier tipo de entrenamiento. El objetivo no es salir a correr el domingo que te va bien o ponerte un Tabata el día que tienes diez minutos sueltos. **La clave está en incorporar el entrenamiento a tu vida diaria** y, para ello, es importante contar con el apoyo de un profesional que te guíe paso a paso a seguir un programa estructurado y progresivo.

Te confieso que el único motivo por el que hoy disfruto del ejercicio es porque en su día tuve la suerte de encontrar buenos entrenadores que supieron guiarme, motivarme y ayudarme a ser constante, a los que te presentaré en el hábito nueve. No te exagero lo más mínimo si te digo que me cambiaron la vida, y estoy segura de que pueden hacer lo mismo por ti.

Fuerza

Ahora vamos a pasar a mi capacidad física favorita: la fuerza. Y para no cambiar de tercio, seguiremos con las metáforas cinematográficas. Cuando era pequeña, había una película que me encantaba, mi padre me compró el vhs y aprovechaba las tardes de domingo para verla en bucle, una y otra vez; incluso llegué a anotar en papel todos los diálogos para aprendérmela de memoria —no sé cómo aguantó tanto rebobinar y tanta pausa—: se trataba de *Peter Pan.*

Pues si las series de bici son para mí lo mismo que una película de miedo, hay un ejercicio de levantamiento de peso que es mi equivalente a *Peter Pan*. Todo el que me conoce sabe perfectamente de cuál hablo: la arrancada. **Puedo estar de bajón, con agujetas o sin ganas de entrenar; si ese día me toca arrancada, se me pasan todos los males.** Lo más probable es que no tengas ni idea de en qué consiste si no estás metido en el mundo de la fuerza. Te lo explico.

La arrancada es uno de los dos ejercicios principales de la halterofilia. Su objetivo es levantar un peso que está en el suelo y llevarlo hasta encima de la cabeza en un solo movimiento. El segundo ejercicio de este deporte se llama dos tiempos, y en él tienes que llevar el peso hasta arriba, pero en dos movimientos (primero hasta los hombros y luego por encima de la cabeza).

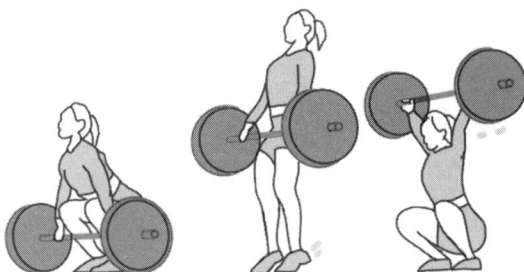

Arrancada

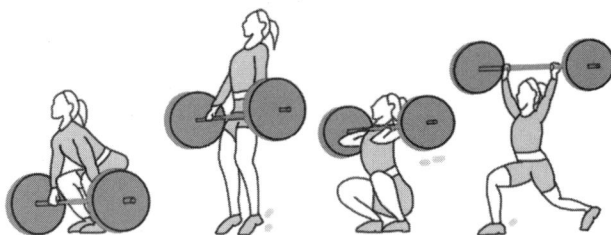

Dos tiempos

Desde fuera puede parecer muy sencillo, pero nada más lejos de la realidad. Son ejercicios que requieren de una técnica excepcional y a la que hay que dedicarle años y años. Cuando uno empieza, tiene que aprender con el palo de la escoba —no exagero— para perfeccionar el movimiento del cuerpo y conseguir que el levantamiento sea seguro y eficiente. Requiere de mucha fuerza para agarrar la barra con firmeza y tirar de ella en una línea perfectamente vertical, potencia para impulsarla hacia arriba, velocidad para meterte debajo, movilidad para aterrizar en la posición perfecta y, de nuevo, muchísima fuerza y precisión para soportarla y recogerla con los brazos extendidos justo en el sitio. Es un ejercicio que te permite desarrollar diversas capacidades físicas a la vez.

Sin embargo, la halterofilia no es el deporte de fuerza por excelencia, título que ostenta el *powerlifting*. Mientras que el primero se basa en dos levantamientos, el segundo utiliza tres: el peso muerto, la sentadilla y el *press* de banca.

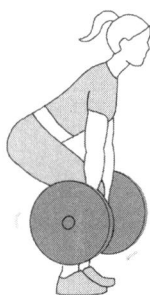
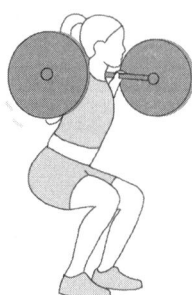
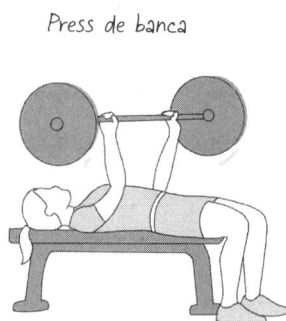

Press de banca

Peso muerto

Sentadilla

En ambos deportes se busca un objetivo: levantar el máximo peso posible en relación con el peso corporal del atleta. Así, hay deportistas profesionales que son capaces de mover hasta tres y cuatro veces su peso corporal; una salvajada.

El motivo por el que te cuento todo esto no es porque quiera que levantes doscientos kilos del suelo; como te decía, no buscamos la especialización, y tú no necesitas eso para llevar una vida saludable. **Lo que quiero mostrarte son ejemplos concretos de lo que significa estar muy fuerte**, ya que hay un desconocimiento importante en la población general sobre lo que esto implica.

Cuando decimos que alguien está fuerte queremos decir que es capaz de producir mucha fuerza y, por lo general, eso se expresa de manera tangible moviendo una carga externa. Cuanto más pesada es dicha carga, más fuerza tienes que producir.

La capacidad de producir fuerza depende de dos variables principales: la musculatura esquelética y la capacidad del sistema nervioso de activarla. Te pongo un ejemplo: **puede que no hayas hecho nunca una arrancada o una sentadilla pesada, pero seguro que has echado algún pulso.** Apoyas el codo en la mesa, anclas los pies al suelo, te sujetas a la silla, agarras la mano del contrincante y empujas contra su puño. El esfuerzo va más allá de la fuerza que imprime la mano, empujas con todo el brazo y con el hombro, puede que aprietes el abdomen, las piernas y hasta que aguantes la respiración.

Produces toda la fuerza que humanamente puedes y cuantos más músculos trabajen, mejor lo harás.

Así, si te interesa ser más fuerte, una de las cosas que puedes hacer es ganar masa muscular, es decir, hipertrofiar. El entrenamiento de hipertrofia es el que comúnmente se asocia a las máquinas del gimnasio y con el que se busca aumentar la masa de un músculo o de un grupo muscular. Si yo quiero aumentar el tamaño de mis bíceps o de mis glúteos, puedo realizar un entrenamiento concreto que incida sobre esa parte de mi cuerpo.

Por otro lado, **también se puede incrementar la fuerza sin ganar masa muscular, actuando directamente sobre el sistema nervioso**. Este tipo de adaptación se suele observar en los principiantes. La primera vez que uno hace una sentadilla con un poco de peso le cuesta una barbaridad. El sistema nervioso no se ha familiarizado todavía con el patrón de movimiento y, en resumidas cuentas, no tiene muy claro cómo activar los músculos, por eso es normal que al principio te sientas tan torpe. Todos hemos pasado por ahí. Lo bueno es que, con la práctica, vas integrando el movimiento y en pocos meses notas un gran avance: levantas más peso y te mueves con mayor coordinación. Ese aumento en la capacidad de producir fuerza se debe principalmente a las adaptaciones neurológicas que se producen. **Así, cuanto mejor es tu coordinación, más eficiente son tus movimientos y más fácil te resulta levantar peso.**

Del gimnasio al laboratorio

Cuando los científicos se plantean investigar cómo se relaciona la fuerza con la mortalidad, lo primero que necesitan es encontrar un test apropiado. En concreto, lo que buscan es una prueba que sea objetiva, fiable y práctica, para que la puedan realizar el mayor número de personas sin mucha complicación. Por ello, uno de los más populares es el test de fuerza de agarre. Para este se utiliza un dinamómetro con el que se le pide a la persona que apriete el puño produciendo la mayor fuerza posible y se anota la medida en kilos.

Uno de los últimos estudios publicados al respecto, en julio de 2024, proviene de la Universidad de Dakota del Norte, en la que evaluaron la fuerza de agarre a una muestra de 14.178 personas de cincuenta años o más. Los investigadores establecieron tres puntos de corte para definir la «debilidad» según tres categorías: **fuerza absoluta, fuerza relativa al peso y fuerza relativa al IMC.**

Los resultados mostraron que la debilidad muscular es un fuerte predictor de mortalidad. **Es decir que cuanto más débil eres, más rápido te mueres.** Si se daba positivo en un solo criterio se tenía un 37 por ciento más de riesgo de morir por cualquier causa, si se daba positivo en dos, un 47 por ciento, y si se daba positivo en tres, un 69 por ciento.

A mayor debilidad, mayor riesgo de morir por cualquier causa.

Y este estudio no es el único. Cada año salen nuevas investigaciones que confirman lo mismo: la fuerza muscular es un marcador clave de la longevidad y de la salud en el envejecimiento. Incluso hay autores que proponen que el test de agarre empiece a ser considerado un signo vital de salud que deberían medir los médicos, igual que la tensión arterial o el azúcar en sangre.

Para muchos resultará una verdad incómoda, pero yo me he comprometido contigo a decirte la verdad. En esto no hay matices: ser débil nos puede costar la vida.

Y por eso, desde hoy y para siempre quiero invitarte a que formes parte del club de los fuertes.

Ser fuerte es para todos

Es una pena que la sociedad siga considerando el entrenamiento de fuerza una afición de chavales jóvenes que solo buscan gustarse en el espejo. **Ellos pueden hacer lo que quieran, pero nosotros tenemos que sacarnos esa idea de la cabeza.** Vivimos una espantosa epidemia de sedentarismo y fragilidad. Es el momento de desterrar la idea de que levantar peso es una muestra de vanidad, superficialidad o soberbia. El entrenamiento de fuerza es para todos, sin importar el sexo ni la edad.

Todos merecemos ser fuertes y todos podemos serlo. Aunque empecemos a los noventa años.

Un grupo de investigadores del Hospital Gregorio Marañón de Madrid se propuso comprobar los efectos que tendrían ocho semanas de entrenamiento de fuerza en un grupo de cuarenta nonagenarios. Las sesiones estaban centradas en el entrenamiento de pierna y se comprobó que, tras solo esas sesiones, los sujetos consiguieron aumentar, de media, diez kilos de producción de fuerza, así como reducir el riesgo de caídas.

Y es que uno de los enemigos contra el que todos debemos luchar es la sarcopenia. Esta se define como la pérdida de masa muscular asociada al envejecimiento y supone una reducción de la función muscular, es decir, de la fuerza, así como de la capacidad física de la persona. Nos guste o no, con el paso de los años la masa muscular se reduce, lo que precipita una disminución en la capacidad de producir fuerza y de valernos por nosotros mismos. La sarcopenia, que ya se considera un problema de salud pública, aumenta el riesgo de caídas, disminuye el índice de supervivencia tras cualquier operación, aumenta las complicaciones en el tratamiento de pacientes con cáncer, reduce la supervivencia en personas con enfermedad cardiovascular y aumenta la discapacidad. Entrenar fuerza, levantar peso, coger mancuernas e ir al gimnasio es un seguro de vida y de independencia. **Cuanta más fuerza tengas, mayor será tu probabilidad de sobrevivir a cualquier enfermedad, repito, a cualquiera.**

Ponte fuerte

Tú quieres estar fuerte, yo quiero estar fuerte y todos queremos estar fuertes. Así que ha llegado el momento de dejar de lado las gomas y las mancuernitas rosas y empezar a hacer las cosas bien. Ganar fuerza no es tan difícil como parece, y lo podemos conseguir de mil maneras diferentes. Lo importante es que conozcas y respetes los principios básicos:

1. **Aplica la progresión de carga:** Es importante empezar con movimientos básicos, con poco peso o incluso sin nada, para aprender la técnica correcta de los ejercicios con la ayuda de un entrenador. A continuación, como veíamos en el capítulo siete, en el que hablamos de la mecanotransducción, es indispensable aplicar una progresión en la carga, aumentando gradualmente la exigencia del entrenamiento: ya sea con cargas más pesadas, con un

aumento de repeticiones o de series, con ejercicios más difíciles, etcétera. Conforme te pongas más fuerte, la dificultad irá aumentando para que sigas ganando adaptaciones. **Quédate con esta frase: «El entrenamiento nunca se vuelve más fácil, pero tú sí te pones más fuerte».**

2. **Mantén la constancia:** Es crucial. No vale de nada ir algún que otro día a entrenar; de hecho, la irregularidad puede ser perjudicial, ya que tu cuerpo nunca se consigue acostumbrar al ejercicio y correrás más riesgo de lesionarte. Como siempre les digo a mis alumnos de movilidad: si somos constantes, los resultados son inevitables, y con la fuerza pasa igual. **Es mejor que te comprometas a ir dos días por semana y que lo cumplas a que una semana vayas cinco y la siguiente desaparezcas.** Un buen objetivo sería entrenar fuerza tres días a la semana.

3. **Introduce variedad:** Si quieres desarrollar fuerza en todos los planos y en todas las partes de tu cuerpo, **te recomiendo que no hagas siempre lo mismo.** Puedes probar con distintos ejercicios y combinarlos de diferentes maneras, levantar peso con distintas herramientas —barra, mancuernas, *kettlebells*, sacos—, trabajar movimientos funcionales —como la sentadilla, con la que trabajas todo el cuerpo— o ejercicios aislados para centrarte en un grupo muscular concreto. El entrenamiento de fuerza no tiene por qué ser aburrido, puedes hacerlo muy variado y ameno.

4. **Trabaja en rangos de movimiento amplios:** A mí me gusta aprovechar el entrenamiento de fuerza para mejorar la salud de todas las articulaciones del

cuerpo. Cuanto más preparadas estén para soportar peso, mejor dispuestas estarán para la vida. Por eso, **siempre que no haya lesiones, dolor o alguna contraindicación particular, recomiendo intentar trabajar siempre en el mayor rango de movimiento posible**, para estimular la musculatura y la cápsula articular en su amplitud total respetando la biomecánica natural del cuerpo. Esto no solo nos ayuda a ser más fuertes, también desarrolla la movilidad, la agilidad y mejora la calidad de vida.

5. **Permítete recuperar:** Cuando entrenamos, en realidad le estamos diciendo al cuerpo: «¡Oye, que tienes que ser capaz de levantar estos kilos, ponte las pilas!». **Y este, tan obediente y maravilloso como es, se pone manos a la obra. Para ello necesita descanso.** La verdad es que no nos ponemos fuertes en el gimnasio, ahí nos cansamos; donde desarrollamos fuerza es en los periodos de descanso. Necesitas darle tiempo a tu cuerpo entre sesiones para que se recupere, para que gane masa muscular y para que forme nuevas conexiones nerviosas. Haz caso a tu entrenador cuando te diga que tienes que descansar y recuerda que comer y dormir bien son igual de importantes que entrenar.

Aprende a nadar

Para terminar el capítulo quiero dejarte con esta cita de Greg Glassman, el fundador de CrossFit: «Los médicos son salvavidas, los entrenadores son profesores de natación».

Verás, la vida no es justa ni fácil. En el momento más insospechado nos puede sorprender con la peor de las noticias, una llamada, un informe, un resultado. Si llega ese momento, lucharemos. Levantaremos las manos y gritaremos a pleno pulmón para que el socorrista lo oiga. Para que traiga la tabla, el flotador y hasta la moto de agua.

Pero ¿qué te parece si por el momento
hacemos otra cosa?
Pongámonos el bañador, las gafas
y aprendamos a nadar.

RESUMEN DEL CAPÍTULO

- Estar en forma no significa destacar en una habilidad concreta ni tener un físico determinado, sino construir una base equilibrada de fuerza, resistencia, agilidad y movilidad que nos permita vivir mejor y ser independientes durante toda la vida.
- El VO_2 máx y la fuerza muscular son dos capacidades físicas que están directamente relacionadas con la longevidad, la independencia y la calidad de vida.
- Sigue estas cinco recomendaciones en el entrenamiento de fuerza: 1) aplica la progresión de carga, 2) mantén la constancia, 3) introduce variedad en los ejercicios, 4) trabaja en rangos de movimiento amplios, 5) recupera bien entre sesiones.

CUARTA PARTE
LOS HÁBITOS

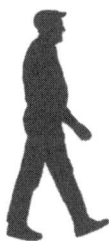

11

LA CIENCIA DE LOS HÁBITOS

Las personas no deciden su futuro, deciden sus hábitos, y son sus hábitos los que deciden su futuro.

F. M. ALEXANDER

Si te pregunto por qué te lavas los dientes, ¿qué me dirías? Lo normal es que hayas pensado algo así: «Porque es bueno para mi salud bucodental». ¿Me equivoco?

Cuando nos preguntamos por qué hacemos lo que hacemos, solemos dar respuestas lógicas.

Siempre o casi siempre encontramos un porqué que explica nuestras acciones, y cuando no podemos, nuestro cerebro confabula y se lo inventa. Sin embargo, por muy buena que sea esa explicación racional, nunca lo abarca todo, siempre hay algo más.

La mayor parte de nuestros gestos, acciones y comportamientos los realizamos de manera automática. Y sí, seguramente haya un porqué que lo justifique, pero casi nunca lo tenemos en cuenta. Piénsalo. Cuando coges el cepillo de dientes, colocas la pasta y abres el grifo, lo haces de forma casi inconsciente. En ningún momento te planteas si debes lavarte los dientes o no, directamente lo haces.

Y es que tu cuerpo y tu cerebro han cristalizado ese comportamiento y lo han automatizado. Lo han convertido en un hábito.

¿Qué es un hábito?

Un hábito es un modo de proceder que has repetido las suficientes veces como para convertirlo en un proceso automático.

Retomando el ejemplo anterior, tú ya te has lavado los dientes tantas veces que no necesitas pensar ni con qué mano agarras el cepillo, ni qué dientes te lavas primero, ni siquiera por qué lo haces. Es automático. Aun así, estos procesos, por muy instintivos que sean, también se pueden cambiar. Podemos incorporar el hábito de hacer ejercicio, de leer, de salir a pasear o de cepillarnos los dientes con la mano izquierda. Adquirir nuevos hábitos es posible, la clave está en entender cómo.

B. J. Fogg, experto en ciencias sociales y director del laboratorio de diseño del comportamiento en la Universidad de Stanford, Estados Unidos, ha diseñado una fórmula matemática mediante la que explica cualquier tipo de comportamiento y que nos va a ayudar de ahora en adelante a incorporar nuevos hábitos saludables. Su modelo se describe en cuatro letras: B = M A P.

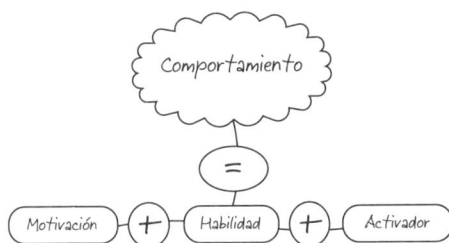

Según el Modelo de Fogg, un comportamiento se produce cuando convergen en el tiempo la motivación, la habilidad y un activador. Así, el motivo por el que te lavas los dientes no es simplemente porque sabes que es bueno para tu salud, esa justificación solo describe la letra M, la motivación. En realidad, te los lavas porque, además de saber que te conviene, posees la habilidad de hacerlo, y todas las mañanas, cuando vas al baño, tienes el cepillo esperando, es decir, encuentras un activador.

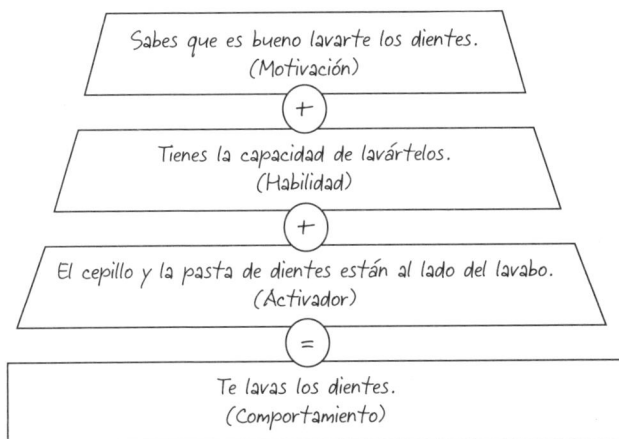

Esas tres variables —motivación, habilidad y activador— generan un comportamiento. Si lo repetimos a lo largo del tiempo, conseguimos automatizarlo y convertirlo en un hábito.

Si hasta el momento has intentado adquirir nuevos hábitos de alimentación, de ejercicio o de lo que sea y no lo has conseguido, el motivo seguramente haya sido que te faltaba una de las tres piezas de la ecuación. **Así que deja de juzgarte, porque no eres un desastre, simplemente no contabas con el método adecuado.**

Entiendo que cuando compraste este libro ya tenías al menos una pizca de la letra M, la motivación. **Quieres cuidar tu cuerpo y tu salud, alargar tu vida y, por qué no, te gustaría incorporar algún que otro hábito que te ayude a conseguirlo.** No sé si te has fijado, pero hasta el momento uno de mis objetivos ha sido avivar tu entusiasmo al máximo brindándote todos los argumentos científicos y emocionales posibles para nutrir tu motivación.

A partir de ahora, además de seguir sumando porqués, también veremos los cómos y los cuándos.

Si no tenías muy claro qué hábitos implementar, si te ha costado llevar una vida más activa, si sentías que te faltaban estrategias o no encontrabas momentos en tu día a día, has dado con el libro adecuado. **Vamos a encajar todas las piezas para que no te queden dudas sobre cómo empezar y, lo que es más importante, continuar.**

Tenemos un único objetivo: llenar tu vida de movimiento

Es el momento de devolver a tu cuerpo el estímulo ancestral que te hace un ser humano, que te regala salud y que te inunda de energía. **Y vamos a conseguirlo mediante diez simples hábitos.**

Para lograrlo, trabajaremos en equipo. Yo me comprometo a darte pautas concretas para que introduzcas el movimiento en tu día y para que logres convertirte en una persona activa que disfruta del movimiento. Estos diez hábitos te proveerán de herramientas físicas y emocionales que te ayudarán a aliviar el dolor, cuidar tu salud y ganar años de vida. **Por mi parte, solo te pido dos cosas:** la primera es que, después de leer los diez hábitos, elijas al menos uno, el que más rabia te dé. Empieza por el que te resulte más sencillo o más atractivo; más adelante podrás incorporar dos, tres o los diez, pero empieza por algo fácil. Y la segunda es que te comprometas.

Tu yo del presente y tu yo del futuro se lo merecen. ¿No crees?

Cuento contigo.

12

HÁBITO N.º 1
SUMA PASOS

> Un viaje de mil millas comienza con un
> solo paso.
>
> LAO-TSE

Corrían los años sesenta y Japón empezaba a recuperarse tras la Segunda Guerra Mundial cuando una pequeña empresa de relojes industriales, Yamasa Tokei, decidió introducirse en el sector médico. Diseñaron un producto revolucionario, un pequeño aparato capaz de contar el número de pasos que daba una persona: era el primer podómetro que se comercializó en todo Japón.

Había un problema, y es que en esos años la gente no estaba tan preocupada como podemos estarlo ahora tú y yo por conocer el número de pasos diarios. Por eso el equipo de marketing tenía que ingeniárselas para conseguir que el producto resultase atractivo al público. Con mucha perspicacia encontraron la solución. Optaron por utilizar el nombre mismo del producto para introducir un objetivo diario. Bautizaron el podómetro como Manpokei, que en japonés significa «diez mil pasos», y consiguieron que el innovador artilugio se convirtiera en un éxito.

Así fue como una pequeña empresa de Tokio concibió uno de los mitos más extendidos de la actualidad: **tenemos que caminar diez mil pasos al día.**

¿Cuántas veces habremos escuchado esta frase? ¿Cuántos de nosotros nos hemos lamentado al final del día por habernos quedado a solo cien pasos de la meta? Completar los diez mil pasos es el equivalente a beber dos litros de agua. Lo hemos asumido como un convenio de salud, además suena bien, es fácil de recordar y parece saludable, ¿verdad? ¿Será solo un falso mito? ¿O podría ser que lo que nació como una pura campaña de marketing haya acabado extendiendo la vida de miles de personas en todo el mundo?

Y es que, al parecer, y según indica la evidencia, **caminar más alarga la vida.** La ciencia ha demostrado una y otra vez los innegables beneficios que tiene ese hábito para la salud: disminuye el riesgo de enfermedad cardiovascular, mejora la salud metabólica, disminuye la sintomatología depresiva, mejora el funcionamiento cognitivo y hasta reduce el riesgo de mortalidad por cualquier causa.

Por contra, decir que caminar es saludable no es lo mismo que afirmar que debemos dar un número determinado de pasos diarios, aunque puede que sea cierto. Si tienes una mente científica y, como a mí, te gustan los datos concretos, quizá te interese lo que te voy a contar a continuación.

Una revisión sistemática de doce estudios en los que participaron 111.309 individuos pretendió dar con ese número: **¿a partir de cuántos pasos diarios se observan cambios en el riesgo de mortalidad? ¿Hay una cifra exacta?**

Tomaron como referencia un número mínimo, 2.000, y a partir de ahí compararon cuánto disminuía la mortalidad según aumentaba esa cifra. Los resultados mostraron que solamente con pasar de 2.000 a 2.500 pasos al día el riesgo disminuía en un 8 por ciento, y si subías hasta los 8.800, se reducía en un 60 por ciento.

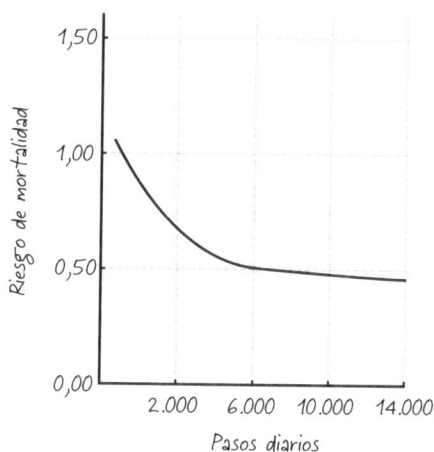

El misterioso número no parecía ser 10.000, sino 8.763 pasos.

Esta fue la cifra óptima para la reducción de la mortalidad. Para que quede claro, a partir de ese número el riesgo de mortalidad por cualquier causa seguía descendiendo, pero, en comparación, no resultaba tan significativo. Aun así, parece ser que es mejor caminar 16.000 que 8.763 pasos. Por desgracia, en el estudio no constaban datos de personas que superasen los 16.000 pasos, aunque sería interesante averiguarlo.

Además del número de pasos también estudiaron la velocidad, para elucidar si caminar más o menos deprisa influía en la mortalidad. **Y resultó que sí.** Caminar a cadencias altas o moderadas mostró una mayor reducción del riesgo que deambular a cadencias lentas. Si consideramos el impacto del entrenamiento cardiorrespiratorio sobre la salud, esas conclusiones tienen todo el sentido del mundo.

Por lo tanto, si quieres sacar el máximo partido a tus pasos, mejor caminar rápido que despacio.

Ahora, teniendo todo esto en cuenta, te presento por fin uno de los hábitos más sofisticados y chocantes con los que potencialmente alargar tu vida: **caminar, un hábito tan elegante como simple y eficaz.** Solo tienes que robar apenas veinte o treinta minutos a la silla o al sofá para que tu vida empiece a cambiar. Soy consciente de que muchas veces nos cuesta encontrar el tiempo incluso para andar. **El día, la rutina y las prisas nos superan, y no es fácil encontrar la oportunidad para implementarlo.** Por eso, te dejo aquí diez simples estrategias que te ayudarán a activar este nuevo hábito:

1. Si utilizas el transporte público para ir al trabajo o a clase, bájate una o dos paradas antes.
2. Oblígate a cambiar el ascensor por las escaleras, y en el caso de que estas sean mecánicas, nada de quedarte quieto a un lado: ponte a la izquierda y sube andando.
3. Cuando te llamen por teléfono, en vez de quedarte en la silla charlando, utiliza la excusa para salir a caminar.
4. Si sueles ir en coche a los sitios, acostúmbrate a aparcar lejos y llegar andando al punto de reunión.
5. Busca la forma de contar los pasos que das. La mayoría de los móviles y relojes inteligentes traen un contador de pasos diarios y semanales. Ver el

número en la pantalla puede ayudarte a mantener la motivación.

6. Sal a caminar con tus seres queridos, no todo tiene que ser quedar para comer.

7. En vez de bajar al supermercado que tienes justo al lado de casa, elige el que te pilla un poco más lejos.

8. Hazte con un andador de sobremesa. Es similar a una cinta de correr, pero menos aparatoso, solo incluye la parte de abajo. Puedes configurarlo a una velocidad lenta para acumular pasos mientras ves una serie o escuchas un pódcast.

9. Si vas al gimnasio, cuela cinco o diez minutos caminando en la cinta al terminar la sesión. Recuerda que el gimnasio no sustituye una caminata.

10. Incluye un paseo de cinco o diez minutos después de comer. Según te acabas el plato, en vez de sentarte a trabajar o en el sofá a descansar, vete a dar una vuelta a la manzana, aprovecha para sacar la basura o busca cualquier otra excusa. Además de mejorar la digestión, caminar después de comer tiene un impacto positivo en la salud metabólica.

Ahora te toca a ti:

Escribe en las siguientes líneas en qué momento del día y a qué hora exacta vas a introducir ese extra de pasos:

_____

_____

_____

_____

_____

_____

_____

_____

_____

_____

_____

_____

_____

_____

_____

_____

_____

_____

_____

_____

_____

_____

_____.

13

HÁBITO N.º 2
ACTIVA LA MOVILIDAD

No hay nada tan engañoso como un hecho evidente.

ARTHUR CONAN DOYLE,
«El misterio del valle Boscombe»

Para este segundo hábito te propongo un juego: veamos qué tal se te da sentarte y levantarte del suelo.

Si estás lesionado, sientes dolor o simplemente no te apetece, no te preocupes, ya lo harás en otro momento. Pero si estás a tope y quieres ponerte a prueba, vamos a por ello. Es muy sencillo, solo tienes que hacer lo siguiente:

1. Ve a un lugar donde tengas al menos dos metros cuadrados de espacio libre.
2. Asegúrate de que el suelo esté plano y no resbale.

3. Descálzate, quítate los calcetines y asegúrate de vestir ropa cómoda que no restrinja tus movimientos.
4. Ahora, sin preocuparte por la velocidad, intenta sentarte en el suelo y volver a ponerte de pie con la mínima asistencia posible, solo aquella que creas necesaria.
5. ¡A por ello!

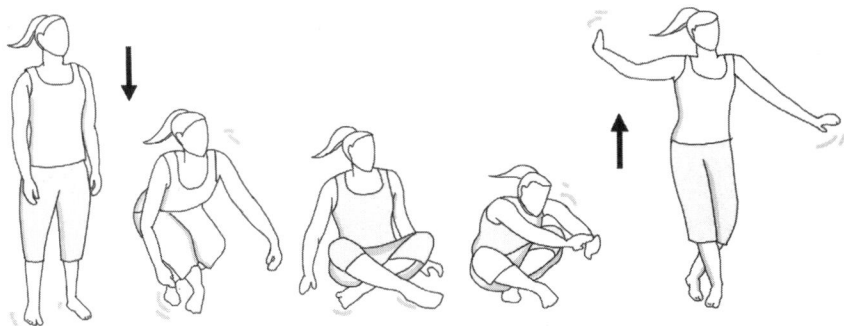

Esto es lo que se conoce como SRT (*sitting-rising test*) y mide la capacidad de sentarse y levantarse del suelo de manera autónoma, con una puntuación del 0 al 10. Si eres capaz de sentarte y levantarte sin utilizar ningún apoyo, tu puntuación es un diez (cinco por sentarte y cinco por levantarte). Sin embargo, por cada apoyo que utilices, ya sea en la bajada o en la subida, tendrás que restar un punto, y si pierdes el equilibrio en algún momento tendrás que restar otros 0,5.

Sentarse	Levantarse
5 - sin apoyos	5 - sin apoyos
4 - con 1 apoyo	4 - con 1 apoyo
3 - con 2 apoyos	3 - con 2 apoyos
2 - con 3 apoyos	2 - con 3 apoyos
1 - con 4 apoyos	1 - con 4 apoyos
0 - con más de 4 apoyos o con ayuda externa	0 - con más de 4 apoyos o con ayuda externa
Si hay un desequilibrio, se restan 0,5 puntos	Si hay un desequilibrio, se restan 0,5 puntos
Anota tu puntuación y la fecha de hoy: _____	

Esta prueba nos ayuda a evaluar la capacidad funcional, es decir, **la habilidad para manejarnos en el día a día de manera independiente**. Y aunque puede que hoy te parezca un examen de lo más sencillo, conforme va pasando el tiempo, la destreza para agacharte, levantarte, recoger un objeto del suelo o ponerte los zapatos va a definir tu calidad de vida.

Un grupo de investigadores de la Universidad de Río de Janeiro utilizó esta prueba para evaluar si la capacidad de sentarse y levantarse del suelo podía estar relacionada con la mortalidad por todas las causas. Seleccionaron a un grupo de 2.002 adultos de entre 51 y 80 años, les realizaron el test y, al cabo de unos 6,3 años, se lo hicieron repetir. Dividieron a los participantes en cuatro grupos según su puntuación:

Grupo 1: de 0 a 3 puntos.
Grupo 2: de 3,5 a 5,5 puntos.
Grupo 3: de 6 a 7,5 puntos.
Grupo 4: de 8 a 10 puntos.

Durante ese intervalo fallecieron 159 personas, con lo que pudieron valorar si existía una asociación entre la mortalidad y los resultados de la prueba. Los investigadores evidenciaron que los sujetos del grupo 1, los que tenían menor puntuación en el test, presentaban entre 5 y 6 veces más riesgo de morir por cualquier causa que las personas del grupo 4, las de mayor puntuación. De hecho, cada incremento en la escala se acompañaba de una reducción del 21 por ciento en la mortalidad por cualquier causa, ¡increíble! **Parece mentira que una habilidad tan básica como sentarnos y levantarnos del suelo pueda predecir algo tan sustancial como la mortalidad.**

Pero es que, en realidad, esta prueba mide mucho más que cómo nos sentamos y nos levantamos. Es una manera de valorar el equilibrio, la agilidad, la movilidad o, en otras palabras, la independencia. Si un octogenario saca un diez en este test, deducimos que estamos ante **una persona autónoma**: capaz de levantarse del suelo sin dificultad, con buena movilidad de cadera, rodilla y tobillo, que puede subir y bajar escaleras y que no necesita ayuda para realizar tareas básicas. Por contra, si obtiene un dos, inferimos que no tiene buen equilibrio, que seguramente le cueste levantarse de la silla, agacharse o incluso asearse, y que requiere de asistencia para las tareas más básicas.

El objetivo no es sacar una buena nota en el test a los cuarenta años, sino mantenerla a los noventa. Y como somos un equipo, te presento el hábito que va a ayudarte a conseguirlo: **activar la movilidad**. ¿Te acuerdas de la clase a la que asistí en Okinawa? Pues eso es precisamente lo que te traigo, una rutina para cuidar de tu cuerpo a diario.

Activa la movilidad paso a paso

Si queremos mantener la flexibilidad, la movilidad y la estabilidad de las articulaciones, **debemos estimularlas todos los días**. Dedicar cinco o diez minutos a mover los pies, los tobillos, las rodillas, la cadera, la espalda, los hombros, los codos y las muñecas no solo te regala un momento de bienestar, sino que a largo plazo puede determinar tu independencia y tu calidad de vida.

He preparado un vídeo en el que te explico paso a paso esta rutina de movilidad y también cómo adaptarla a tus capacidades. Escanea el código QR y empieza a trabajar para reactivar tu movilidad.

Encuentra la oportunidad

Sinceramente te digo que no existe un momento ideal para implementar la rutina de movilidad.

Lo importante es que encuentres tu momento, el instante del día que te permita ser constante.

Conocer el mundo de la movilidad cambió por completo mi manera de ver el cuerpo humano. Empecé a ser consciente de que muchos de mis pacientes sufrían dolor o lesiones por limitaciones de movilidad que se habían ido instaurando a lo largo de los años. Esto les provocaba sobrecargas, rigidez y malestar, y hacía que cada dos por tres buscaran la camilla del fisio para aliviar esas molestias sin comprender que **lo importante era solucionar el origen del problema**.

Poco a poco, aplicando técnicas de flexibilidad, fuerza y control motor, iban mejorando el movimiento, los dolores cedían y se sentían mejor con su cuerpo. Estaban recuperando la movilidad perdida y lo agradecían de inmediato. Si tienes treinta o cuarenta años y te cuesta agacharte, sentarte en el suelo o levantarte, no te creas que con ochenta vas a estar mejor. **Recuperar la movilidad es esencial.**

En estos últimos siete años he ayudado a más de cinco mil personas de todo el mundo a mejorar su movilidad y he aprendido que lo más importante para conseguir resultados es la constancia. Nuestro cuerpo se adapta a los estímulos que recibe, la repetición ayuda a generar cambios físicos en músculos, tendones y articulaciones y a reforzar nuevas conexiones neuronales. Poco a poco vamos integrando estrategias de movimiento y ampliamos las capacidades funcionales. Aquí te dejo algunas ideas para integrar el hábito de movilidad en el día a día:

1. **Por la mañana al despertarte.** Te recomiendo dejar preparada la esterilla y el material que vayas a necesitar la noche anterior para que cuando te despiertes esté todo listo. Puedes hacer la sesión más atractiva con música relajante o encendiendo una vela para convertirla en un ritual. Estudios científicos han demostrado que cumplir con una rutina concreta y dirigida a ciertos objetivos nos otorga una sensación de control que puede influir en lo felices y satisfechos que nos sentimos con nuestras

vidas. De ahí que la frase «Gana la mañana, conquista el día» sea tan conocida. No porque un par de hábitos alteren por arte de magia la realidad, sino porque te ayudan a mirarla desde otra perspectiva. Empezar el día cumpliendo con una prioridad influye positivamente en cómo te sientes. A nivel físico, este hábito te permite estimular todas las articulaciones nada más levantarte, te ayudará a despertarte poco a poco e ir activando tu cuerpo con suavidad.

2. **Antes o después de entrenar.** Suele resultar más fácil adoptar un hábito cuando lo acoplamos a otro que ya tenemos integrado, por eso, si ya entrenas, puedes aprovechar y unirlo con esta nueva rutina de movilidad. Tengo alumnos que prefieren hacer movilidad antes de entrenar porque eso les permite moverse con más agilidad en el entrenamiento, mientras que otros disfrutan realizando la sesión al acabar, como parte de la vuelta a la calma. Prueba ambas y aplica la que mejor te funcione.

3. **Cuando llegas a casa del trabajo.** Para algunas personas esta puede ser la única alternativa viable, ya sea porque por las mañanas no tienen tiempo o porque siempre llegan muy apurados al entrenamiento. Lo cierto es que da igual: siempre es un buen momento para la movilidad. Puedes aprovechar el momento de llegar a casa para cambiar el chip y que esta rutina sea el interruptor que active el modo descanso. Si te acostumbras a hacerlo siempre en el mismo rincón y dejas extendida la esterilla o alfombra, esta te estará esperando cuando llegues a casa.

Ahora te toca a ti:

Escribe en qué momento de tu día y a qué hora exacta vas a introducir esta nueva rutina de movilidad:

_____
_____
_____
_____
_____
_____
_____
_____
_____
_____
_____
_____
_____
_____
_____
_____
_____
_____
_____
_____
_____
_____
_____.

14

HÁBITO N.º 3
DESCÁLZATE

Encontrarse en minoría, incluso en minoría de uno solo, no significaba estar loco. Había la verdad y lo que no era verdad, y si uno se aferraba a la verdad, incluso contra el mundo entero, no estaba uno loco.

GEORGE ORWELL, *1984*

Como dijo Martin Luther King, «Siempre es el momento correcto para hacer lo correcto». Incluso el día de tu boda.

El 23 de agosto de 2023 di el «Sí, quiero» a mi compañero de vida en una celebración muy pequeña, rodeados únicamente de nuestras familias. Primero nos reunimos en la notaría y después nos pegamos una comilona en el Brasero de Don Pedro, uno de nuestros restaurantes favoritos de Madrid. Quisimos que la boda fuese lo más informal posible y les aseguramos a los invitados que podrían vestirse como ellos quisieran. Ni Nono, mi marido, ni yo somos particularmente coquetos, y hace mucho tiempo que las mallas, los tops y las camisetas deportivas conquistaron todos los rincones de mi armario. Sin embargo, había una invitada que no estaba muy contenta con tanta informalidad. Mi señora madre.

Concretamente, una de las cosas que más nerviosa la ponían era la elección del calzado. ¿Cómo se nos podía ocurrir casarnos en sandalias planas?, ¿dónde se había visto a una novia vestida de blanco y sin tacones? Daba igual cómo se lo explicara, no había manera de hacérselo entender.

Lo cierto es que mi madre no es ningún caso aparte, es un ejemplo más de lo que la moda ha normalizado. **Lo estético ha sustituido a lo natural.** Nos hemos acostumbrado a faltarle al respeto a nuestros pies y, desde muy pequeños, los embutimos en calzado puntiagudo y estrecho. Las zapatillas convencionales apretujan los dedos, limitan la movilidad y bloquean la percepción del suelo. Le hemos dado tanto la vuelta a la tortilla que hasta caminar descalzos se ha convertido en un acto de rebeldía.

Nuestros pies salen de fábrica con todo lo que necesitan para ser funcionales.

Cuentan con veintiséis huesos, treinta y tres articulaciones, veintinueve músculos, sólidos arcos plantares y una potente fascia plantar que, en conjunto, con sus ligamentos y tendones, conforman una verdadera obra de ingeniería.

Los pies:
- Soportan y distribuyen el peso del cuerpo.
- Proporcionan estabilidad.

- Se adaptan a las exigencias del terreno siendo más rígidos o flexibles.
- Absorben las fuerzas del impacto del suelo, protegiendo las rodillas y el resto de las articulaciones.
- Actúan como palanca para impulsar el cuerpo hacia delante.
- Facilitan la locomoción, nos ayudan a desplazarnos más deprisa o más despacio y a lo largo de decenas de kilómetros si es necesario.

Y en ellos se encuentra una de las claves más importantes para la salud y la longevidad: el equilibrio.

El equilibrio es la capacidad que mantiene el cuerpo estable y la mirada horizontal y que se encarga de que no te caigas de bruces cuando tropiezas con el adoquín torcido de la acera. Mismamente para que puedas estar erguido leyendo este libro tu cerebro tiene que integrar a la velocidad del rayo toda la información sensorial y mecánica que recibe de tu cuerpo: lo que ves, el lado hacia el que estás inclinado, los músculos que estás activando y la posición de tu cabeza. Procesa constantemente gigas y gigas de información para equilibrarte según las demandas de tu entorno. En concreto, hay tres sistemas trabajando en ello.

1. **El sistema vestibular:** se localiza en el oído interno y consta de canales semicirculares llenos de líquido y pequeños cristales llamados otolitos, que detectan los movimientos de rotación de la cabeza.
2. **La propiocepción:** se refiere al sistema de receptores integrados por todo el cuerpo (músculos, ligamentos, tendones, etc.) que se comunican directamente con el sistema nervioso para informar de la posición que adoptas en el espacio.
3. **El sistema visual:** la información que detectas a través de los ojos determina cómo te mueves y la postura que adoptas. ¿Está el suelo inclinado? ¿Hay una cáscara de plátano delante de ti? Todos esos datos permiten actuar al sistema nervioso.

Dentro del sistema propioceptivo, **los pies tienen un papel protagonista**: en las plantas se encuentra una gran cantidad de propioceptores. Son el contacto directo con la superficie y sobre ellos recae el peso del cuerpo. Cuando usamos zapatos acolchados, con plataforma, tacón o poco espacio para los dedos, estamos restringiendo los estímulos sensoriales que reciben, disminuyendo la propiocepción, debilitando la musculatura y perdiendo movilidad.

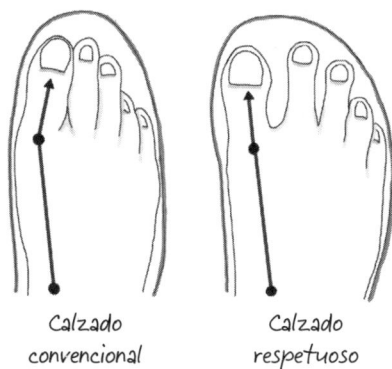

Calzado
convencional

Calzado
respetuoso

Según datos del Ministerio de Sanidad, **las caídas son la causa principal de lesiones en personas adultas**, principalmente en mujeres y, según nos hacemos mayores, la probabilidad de caernos aumenta: el 30 por ciento de las personas mayores de sesenta y cinco años y el 50 por ciento de las mayores de ochenta se caen al menos una vez al año. Y lo malo no es hacerse un chichón, sino tener la mala pata, nunca mejor dicho, de romperse la cadera. Como ya veíamos en el capítulo siete, una fractura de cadera aumenta un 178 por ciento el riesgo de mortalidad, no por la fractura en sí, sino por las consecuencias de la inmovilización y la pérdida de independencia.

Y para evitarlo no solo debemos tener huesos fuertes que soporten el batacazo, lo que queremos es evitarlo, y por eso es importante desarrollar un equilibrio óptimo.

Evalúa tu equilibrio

Antes de presentarte el hábito que va a ayudarte a mejorar tu equilibrio, te recomiendo que realices el test SOLEC (*stand on one leg, eyes closed*). Kelly Starrett, fisioterapeuta y autor de *Built to move*, recomienda realizar este test a diario, pues nos sirve tanto para medir el equilibrio como para entrenarlo.

Para realizarlo sigue estos pasos:

1) Descálzate.
2) Colócate en un espacio abierto donde no vayas a chocarte con nada.

3) Ten un cronómetro a mano.
4) Cuando te sientas preparado, **cierra los ojos** y levanta un pie hacia atrás.
5) Intenta equilibrarte sin bajar el pie al suelo.
6) En caso de que lo bajes, dale un toquecito y vuelve a levantarlo de inmediato.
7) Anota las veces que has bajado el pie en veinte segundos.
8) Repítelo con la otra pierna.

Apunta la puntuación que has obtenido y la fecha de hoy:

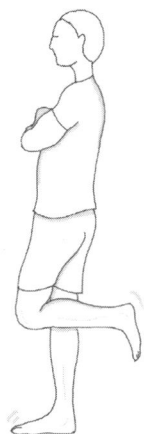

_____

¿Qué dicen los resultados?

Una vez hayas realizado la prueba con los ojos cerrados, intenta hacerla con ellos abiertos y compara la diferencia. Si has visto que, en cuanto los cierras, te caes y necesitas apoyar el pie, eso quiere decir que el sistema visual está haciendo casi todo el trabajo. El sistema vestibular y el propioceptivo no son capaces de mantenerte erguido. Lo ideal sería que pudieras aguantar los veinte segundos sin caerte, con ambas piernas. Si todavía no lo consigues, no te preocupes, trabájalo a diario y verás como consigues mejorar.

Tu nuevo hábito: descálzate

Con el fin de ahorrarte caídas, prevenir fracturas, evitar lesiones, mejorar el equilibrio, ganar fuerza y recuperar la movilidad de los pies te presento el hábito número 3: **descalzarse**. Es el momento de desarrollar al máximo la capacidad física de los pilares del cuerpo.

1. Según entres en casa, quítate los zapatos y los calcetines, **aprovecha que estás en tu guarida para pasar tiempo descalzo** y olvídate de las pantuflas.
2. **Siempre que uses calcetines, que sean de los que tienen huecos específicos para cada dedo.** Los calcetines de toda la vida también restringen la movilidad.
3. **Hazte con unas zapatillas minimalistas.** Puedes encontrarlas en internet bajo el nombre de calzado respetuoso o *barefoot*. Para asegurarte de que sea el adecuado, revisa que cumpla con estas características:
   • **Horma ancha:** La parte delantera del zapato no acaba en punta, sino en forma de pie (como debería ser), ofreciendo espacio a los dedos.

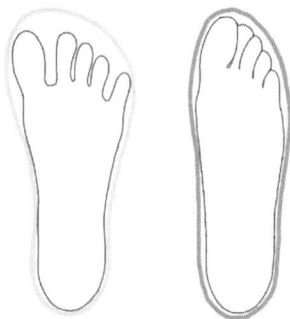

- **Suela fina:** La distancia entre la planta del pie y el suelo es mínima, lo que facilita la estimulación de los receptores y mejora la propiocepción.

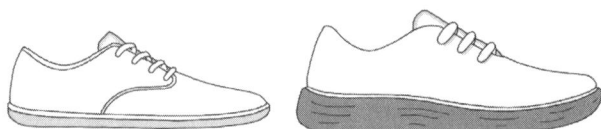

- **Drop 0:** El *drop* se refiere a la inclinación que existe entre el talón y el dedo gordo. Cuando es 0, quiere decir que el talón y el antepié están a la misma distancia del suelo.

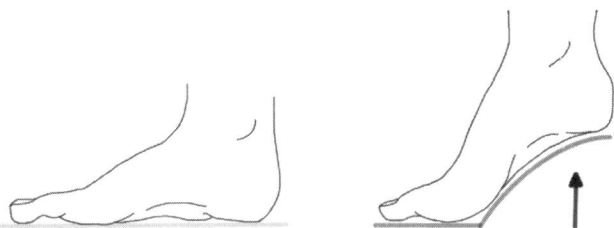

4. **Empieza incorporándolas en tu vida diaria muy poco a poco.** Si llevas décadas sin estimular la musculatura de los pies, no van a reaccionar muy bien si, de buenas a primeras, les haces trabajar como nunca. Para iniciarte, póntelas para dar paseos cortos, de cinco o diez minutos, y, conforme te lo pida el cuerpo, ve aumentando el tiempo. Una vez te hayas familiarizado con ese calzado en tu vida diaria, introdúcelas en los entrenamientos de fuerza.

Es un estímulo muy poderoso que te permitirá mejorar la movilidad de tobillo y rodilla.

5. **Añade ejercicios de fortalecimiento y movilidad de los pies.** Si nunca lo has intentado, al principio te resultará imposible, pero con tiempo y práctica te saldrá. Practica levantar el dedo gordo, el resto de los dedos o juega a separarlos.

6. **Olvídate de usar tacones y plataformas: eso es cosa del pasado.** Igual que te has pasado al club de los fuertes, ha llegado la hora de unirte también al de los pies sanos. Al principio, usar calzado minimalista puede resultarte raro. Las personas que no están acostumbradas a ver un zapato con tanta horma afirman que parecen pies de payaso, pero créeme, te acostumbras enseguida, y luego tu pie ya no te pide otra cosa, ni para dar un paseo ni para celebrar una boda.

Ahora te toca a ti:

Escribe cómo vas a implementar este nuevo hábito:

_____

_____

_____

_____

_____

_____.

15

HÁBITO N.º 4 ENTRENA PARA LA VIDA Y MUÉVETE COMO UN HUMANO

—Un día nos vamos a morir Snoopy...

—Cierto, Charlie, pero los otros días no.

CHARLES M. SCHULZ

Hace entre 9,3 y 6,5 millones de años, los humanos se separaron del linaje de los chimpancés. Durante décadas muchos investigadores se preguntaron qué fue lo que nos diferenció. ¿Por qué nuestros antepasados tomaron un camino distinto? ¿Fue culpa del tamaño del cerebro? ¿Del lenguaje? ¿O nuestra excepcional inteligencia?

En contra de lo que opinaba la mayoría, y como venía siendo costumbre, Charles Darwin formuló una hipótesis: **nuestro linaje se separó porque dejamos atrás las cuatro patas y nos pusimos de pie**. Cómo no, tuvieron que pasar más de cien años para que el mundo le diera la razón. La teoría vigente afirma que la bipedestación y la consiguiente marcha erguida, es decir, nuestra forma de caminar, fue el rasgo que nos concibió como grupo, el primero y más antiguo de todos.

Está claro: un pequeño paso para el simio, un gran paso para la humanidad.

Lo que los paleontólogos todavía no saben y por lo que siguen debatiendo es el porqué. ¿Qué motivo tuvimos para levantarnos? Se entiende que la marcha erguida supuso una ventaja evolutiva favorecida por la selección natural. Resulta más eficiente desplazarse a dos patas que a cuatro, puesto que así gastamos menos energía. Asimismo, este cambio nos permitió liberar los brazos para recolectar fruta o utilizar herramientas, y también mejoró la termorregulación: al estar de pie tenemos menos superficie corporal expuesta a la radiación vertical directa del sol, nos calentamos menos y dejamos una mayor parte del cuerpo al aire.

Puede que nunca lleguemos a conocer la respuesta exacta, pero lo que sí sabemos es que **ese cambio ha moldeado nuestro presente**. Millones de años después, nuestro cuerpo ha mantenido los atributos que nos convierten en diestros caminantes y que, además, nos aportan infinitas estrategias de movimiento. Con el paso del tiempo hemos desarrollado una anatomía y una biomecánica de lo más habilidosas:

- Con arcos plantares que actúan como amortiguadores y que nos permiten recorrer largas distancias, incluso sin zapatos.
- Rodillas en forma de bisagra capaces de extenderse y flexionarse al máximo, que nos permiten descansar en la posición de cuclillas (la famosa sentadilla).

- Una columna vertebral con la capacidad de flexionarse para agacharnos a recoger objetos del suelo.
- Vértebras más anchas y robustas según bajamos por la columna, sobre todo en la zona lumbar, que facilitan la carga y el transporte de peso.
- Hombros y codos flexibles con amplia capacidad de movimiento que nos permiten estar colgados y lanzar objetos a grandes distancias.
- Pulgares oponibles perfectos para agarrar objetos y manipularlos.

Nuestro cuerpo es una obra de arte, tallada a lo largo de los siglos y de los milenios, con capacidad para correr, sentarse en el suelo, cargar objetos, transportarlos, colgarse o trepar.

Es una pena que hayamos abandonado todas esas destrezas por la comodidad del coche, la silla y el sofá. **Tu cuerpo es capaz de mucho más de lo que piensas**: solo tienes que entrenarlo y se abrirá ante ti un nuevo mundo de posibilidades.

Por eso, para este cuarto hábito, te invito a volver a moverte como un ser humano.

Practica la posición de colgado

Cuando pensamos en escalar, solemos imaginarnos a profesionales subiendo una pared vertical embutidos en arneses, rodeados de cuerdas y armados con sus mosquetones y pies de gato. No obstante, la habilidad de trepar es innata al ser humano y la hemos utilizado para ascender a tierras elevadas, cruzar por encima de piedras o llegar a miradores desde donde defendernos y buscar comida. Escalar no deja de ser un tipo de gateo en vertical. Una de las bases de esta habilidad es la fuerza de agarre, de la que hemos hablado en el capítulo diez, y una de las mejores maneras de entrenarla es pasar tiempo en la posición de colgado.

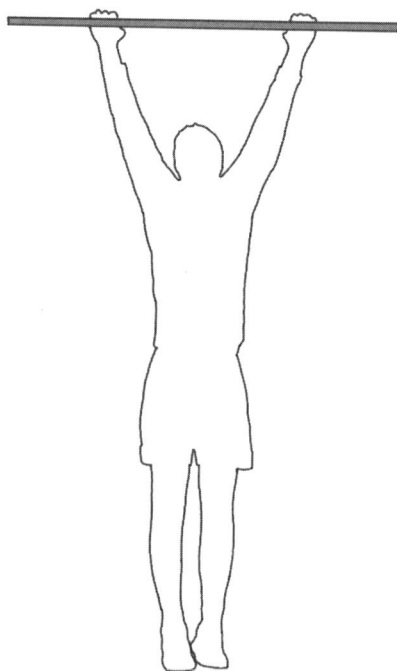

Para entrenar esta capacidad lo más fácil es empezar por colgarte de una barra. La agarras fuerte con ambas manos, separas los pies del suelo y permaneces suspendido con los brazos completamente extendidos.

Recomendaciones:

- Si es la primera vez que lo practicas, **lo normal es que te cueste mucho mantener el agarre**, quizá hasta te duelan las manos. Puedes empezar manteniendo los pies ligeramente apoyados en el suelo y con las rodillas flexionadas, para asistirte. Conforme vayas ganando fuerza, irás aguantando mejor el agarre y podrás ir separando los pies del suelo.

- **Prueba con distintos agarres e implementos**, separando y juntando las manos entre sí o variando la posición, con la palma mirando hacia delante o hacia ti. Practica en barra, en cuerda, en anillas o en presas como las de escalada. Eso te ayuda a solicitar distinta musculatura y fortalecer de manera más global las manos, los brazos y los hombros.

- En todos los gimnasios **encontrarás una barra de la que colgarte**, aunque también puedes empezar en los parques de calistenia que hay por la calle o comprarte una barra para ponerla en el marco de una puerta en tu casa. Una vez domines esa capacidad, puedes aumentar la dificultad aprendiendo ejercicios más complejos, como las dominadas o el *muscle up*, en los que tiras de tu cuerpo hacia la barra o te subes encima.

- **Empieza poco a poco, acumulando segundos y descansando entre series.** Un ejemplo sería: 3 series de 15 segundos colgado con 1 minuto de descanso. Conforme vayas ganando fuerza puedes ir aumentando el tiempo. Desde mi punto de vista, un buen objetivo sería conseguir aguantar un minuto colgado, aunque si puedes llegar a los dos, mejor.

Practica la sentadilla

Si alguna vez has visto caminar a un bebé, seguro que también has observado que, de manera natural, cuando va a recoger algo del suelo y sin que ningún entrenador se lo enseñe, hace una sentadilla. Esta posición es uno de los hitos del desarrollo motor y manifiesta la fuerza y el equilibrio.

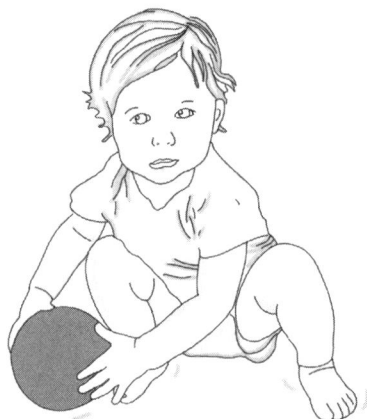

Si alguna vez has estado en Asia también habrás visto que esta postura es su favorita para descansar. En Tailandia, China o India puedes ver cientos de personas en cuclillas: comiendo, charlando o tomándose un café. Es para preguntarse ¿para qué queremos una silla cuando nuestro cuerpo ya trae de fábrica una posición de descanso innata?

Por desgracia, hay muchísimas personas, sobre todo en Occidente, que han perdido esta capacidad. La vida moderna, con sus sillas, sus sofás y sus inodoros, ha eliminado la necesidad de flexionar la rodilla y la cadera más allá de los noventa grados. **Ya sabes que cuando no usamos algo lo perdemos.** Eso provoca que cuando queremos volver a recuperar esa posición sintamos tensión y molestia, y como cada vez nos cuesta más, dejamos de intentarlo y llega un momento que nos resulta imposible. Recuperar esta capacidad es esencial para la calidad de vida y, por eso, desde mi punto de vista, **es imprescindible entrenarla.**

Recomendaciones:
- **Encuentra la separación de pies que se ajuste a tu anatomía.** No todos tenemos la misma pelvis ni el mismo fémur, dependiendo de tus dimensiones puede que necesites separar más o menos los pies para estar a gusto. **Adáptala a ti.**
- **Mantén una buena alineación de los pies.** Asegúrate de que las rodillas y los dedos de los pies estén mirando en la misma dirección para mantener una buena integridad articular. Apoya las plantas en el suelo, abre la cadera y evita que las rodillas se venzan hacia el interior.
- **Si todavía no puedes bajar del todo, empieza sentándote en un taburete pequeño.** Pasa tiempo en esa posición mientras haces alguna tarea por casa, jugando con tus hijos, con tus nietos o con

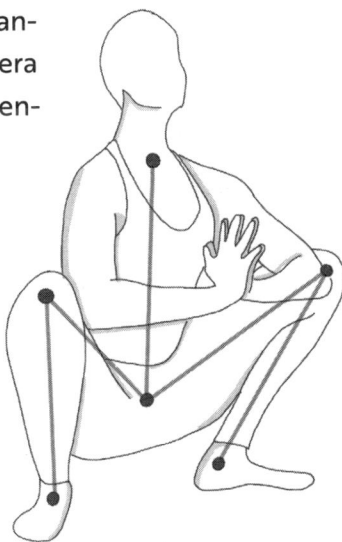

tus sobrinos, y poco a poco tu cuerpo se acostumbrará.

- Cuando te toque esperar en el médico o en el aeropuerto, en vez de quedarte de pie o correr a por un asiento, **aprovecha para ponerte en cuclillas**. Suma segundos en sentadilla a lo largo del día. Lo ideal sería llegar a descansar completamente en esa posición. Y sí, se puede.
- **Hazte con un *squatty potty***, un alza en forma de U que se coloca alrededor del retrete para colocar los pies en alto mientras haces tus necesidades. La posición de sentadilla es la más respetuosa con tu suelo pélvico, pues permite que tu musculatura se relaje, evita la hiperpresión y facilita la evacuación.

Levanta peso y transpórtalo

Sé que no tengo que darte más razones para entrenar fuerza: huesos densos, músculos fuertes, mejor salud y más años de vida. Te lo sabes de memoria. Por eso, lo que quiero darte aquí **son más estrategias,** y enseñarte a ver el ejercicio y el entrenamiento de fuerza como **una práctica que puede hacerte la vida más fácil**.

Cuando entrenamos los movimientos funcionales, como el peso muerto, la sentadilla, los empujes o los tirones, aprendemos a reclutar la fuerza en patrones directamente transferibles a la vida diaria. Por ejemplo:

- El peso muerto te ayuda a levantar mejor objetos del suelo.
- La sentadilla, a levantarte de la silla.
- El *press* estricto, a guardar objetos en el armario de arriba.
- El *burpee*, a levantarte del suelo.
- El paso a la caja, a subir un escalón elevado.
- La cargada, a echarte un peso al hombro.

Y eso es lo interesante: que más allá de ver cambios en el espejo, sientas que tu vida mejora y que te des cuenta de que **puedes sacar el entrenamiento del gimnasio y aplicarlo en tu día a día.**

Ni en la naturaleza ni en la vida real encontramos objetos con forma de mancuerna, de disco o de barra.

Lo que sí encontramos son maletas, piedras, garrafas, muebles o incluso niños pequeños con ganas de jugar y que nos suplican que los montemos a caballito.

Por eso es importante que no nos quedemos únicamente con los ejercicios pautados y perfectamente ejecutados de los entrenamientos. Ir a gimnasio a levantar kilos es fantástico, pero no es la única manera de estimular la fuerza. Sal de la sala de máquinas y transfiere ese entrenamiento a la vida real.

Cuando tengas la oportunidad de levantar peso, aprovéchala. **Créeme, la vida nos regala a diario ocasiones para ponernos fuertes, no las podemos desperdiciar.**

Recomendaciones:

- Que no te dé miedo pegarte un buen paseo cargando las bolsas de la compra, aunque te pille lejos. **Esos minutos extra también cuentan.**

- **Aprovecha para subir con ellas por las escaleras**, no solo estarás fortaleciendo las piernas, sino también trabajando la fuerza de agarre.

- **Consigue una buena mochila y vete a todas partes con ella.** Métele un par de kilos extra, como por ejemplo unas mancuernas pequeñas, y acostúmbrate a cargar siempre algo de peso.

- **Cómprate un chaleco lastrado**, de esos que llevan bolsillos por delante y por detrás con sacos de peso, y póntelo para caminar. Se ha demostrado que utilizar un chaleco lastrado es una herramienta muy eficaz para mejorar la composición corporal y la sensibilidad a la insulina de personas con obesidad. Si ya has introducido el hábito de salir a caminar, esto es una pincelada más.

- **Introduce paseos con peso en el entrenamiento del gimnasio.** Puede ser agarrando una mancuerna con cada mano, llevando un saco abrazado o echándote un barril al hombro. Prueba distintos trastos y desafíate. Entrénate para la vida.

- Como con cualquier levantamiento de peso, **empieza siempre poco a poco**: ya sea con peso ligero, en distancias cortas o tiempo moderado. Pon días de descanso entre sesiones para que tu cuerpo recupere y así evitar sobrecargas innecesarias. El objetivo no es pasar de cero a cien en tres días, sino integrarlo como un hábito.

Corre y salta

Los indígenas rarámuris o tarahumaras, de la sierra Tarahumara, en el norte de México, tienen un juego de lo más curioso: el rarajiparí, la carrera de la bola. Consiste en lanzar con el pie una bola y correr descalzo detrás de ella hasta alcanzarla. Los miembros del equipo le van dando golpes hasta llegar a la meta. Y dirás: «¿Dónde está lo curioso, más allá de que lo hacen descalzos?». **Bueno, es que esta carrera puede llegar a durar dos días y forzar a los jugadores a correr hasta doscientos kilómetros.** Los rarámuris son famosos por su capacidad para recorrer largas distancias en terrenos abruptos, con gran altitud y calzando unas sandalias muy sencillas.

Para ellos, correr es mucho más que un juego o una competición: forma parte de su esencia.

Y aunque ni tú ni yo seamos rarámuris, como seres humanos **también estamos diseñados para correr.** Todo indica que, gracias a esa capacidad, hemos conseguido sobrevivir y cazar.

Como dice mi gran amiga Isabel del Barrio, triatleta y entrenadora experta en carrera: «Correr no es más que saltar de un pie al otro». Por eso, como última recomendación, **te animo a que no dejes de correr ni de saltar.** Eso no quiere decir que te apuntes a medias maratones o a carreras populares, sino que mantengas esa habilidad.

Recomendaciones:

- No temas incorporar pequeñas carreras en tu entrenamiento: durante el calentamiento o como parte de la rutina en zona 2. **La clave está en empezar muy despacio y con tiempos cortos.**
- **Para correr bien y desarrollar una técnica eficiente es importante que te guíe un entrenador.** Te recomiendo trabajar directamente con un profesional que te paute los entrenamientos adecuados y que te guíe paso a paso.
- **Saltar es una de las habilidades que mejor reflejan la potencia.** No solo exige velocidad, también fuerza y una buena estabilidad articular para recibir el impacto de la caída. Mantener el estímulo del salto a lo largo de la vida es esencial, ayuda a preservar una adecuada capacidad de reacción en las piernas y a evitar caídas.

Ahora te toca a ti:

Escribe en las siguientes líneas cómo vas a introducir uno de estos estímulos, o los tres, en tu día a día:

_____

_____

_____

_____.

16

HÁBITO N.º 5
SI SIENTES DOLOR, MUÉVETE

La cura del dolor está en el dolor.

RUMI

Si alguna vez un gurú te promete eliminar tu dolor para siempre, haz esto: sal corriendo. Una vida sin dolor no es posible. Esa promesa barata es un invento del marketing deshonesto. En cambio, lo que sí es factible es **gozar de una vida larga y saludable** en la que cuentas con las herramientas necesarias para gestionar y aliviar el dolor cuando aparece.

En el capítulo seis te explicaba el poder analgésico del movimiento. La evidencia nos demuestra una y otra vez que, **cuando hay dolor, hay que mantenerse activo.** La contracción muscular es analgésica, antiinflamatoria, mejora el estado anímico y la regeneración del tejido. Los beneficios de la actividad no solo aseguran la salud física y emocional, también ayudan a crear resiliencia.

El movimiento es nuestro elixir.

No queremos por nada del mundo que una lesión o un dolor nos impida llevar una vida activa. Movernos es la píldora de la salud y, pase lo que pase, tenemos que mantenerlo.

He visto demasiados pacientes dejar de hacer ejercicio porque pensaban que, al estar lesionados, debían parar. He escuchado decenas de historias de personas que se han resignado al sofá porque les daba miedo empeorar la situación, se sentían inseguros y no conocían estrategias fiables para avanzar. **Aunque suframos dolor, aunque estemos lesionados, el movimiento no deja de ser una necesidad humana.**

Y es que la inactividad no solo es innecesaria, sino que también puede ser perjudicial para la salud. Unos investigadores de Carolina del Norte compararon la evolución de las capacidades físicas de dos grupos de personas mayores, de entre sesenta y cinco y setenta y cinco años, a lo largo de doce meses. Uno de los grupos practicaba ejercicio tres días a la semana, mientras que el otro no hacía nada. Los resultados fueron reveladores. Un año de inactividad física conllevó lo siguiente:

- Una **disminución** en la capacidad aeróbica del **18,7 por ciento.**
- Una **disminución** de la fuerza de un **24,5 por ciento.**
- Una **disminución** en la movilidad y en el equilibrio del **19,4 por ciento.**

En cambio, un año de actividad física en personas que anteriormente eran inactivas derivó en lo siguiente:

- Un **aumento** de la capacidad aeróbica del **10,6 por ciento**.
- Un **aumento** de la fuerza de un **30,6 por ciento**.
- Un **aumento** en la movilidad y en el equilibrio del **9,2 por ciento**.

Sabemos que todas estas capacidades están directamente relacionadas con la mortalidad. Si por cada lesión de espalda, de hombro o de rodilla dejamos de entrenar, no solo no estaremos avanzando en la rehabilitación de esa estructura, sino que también **estaremos disminuyendo el potencial de longevidad.** Hay casos en los que no queda más remedio que inmovilizar, bien por una fractura o bien por una operación, pero se debe intentar reducir esas situaciones al máximo. Los tejidos odian estar parados: a las treinta y seis horas de inmovilización se observan pérdidas de tejido muscular; a las cuarenta y ocho ya se producen cambios en la expresión génica, y a los cinco días, la reducción de masa muscular es sustancial.

La clave no está ni en hacer el burro ni en forzar el cuerpo: la solución reside en aprender a adaptarlo a las necesidades de cada uno.

Por eso te animo a abrazar con fuerza este hábito: **si sientes dolor, muévete.** No pares. Sigue siempre en movimiento. Recuerda, el dolor no te pide que no te muevas, lo que te indica es cómo tienes que hacerlo.

Aprende a moverte con dolor

- **Conoce tus límites:** Lo primero es saber lo que puedes hacer y lo que no. Cuando estés en la consulta del fisioterapeuta o del médico, pregúntaselo. ¿Hasta dónde puedes mover el hombro?, ¿cuánto peso deberías levantar? Si necesitas guardar reposo relativo de un miembro en concreto, pregunta exactamente cuánto tiempo. No te quedes con ninguna duda y, si lo necesitas, pide una segunda opinión (lo digo por experiencia propia; en el capítulo dedicado al hábito n.º 10 te contaré más).
- **Entiende tu dolor:** El dolor es una experiencia subjetiva e individual, y nadie, por muchos títulos que tenga, puede saber lo que sientes mejor que tú. Por eso merece la pena dedicar tiempo a entender tu dolor, a comprender con qué se relaciona y a localizarlo en zonas concretas del cuerpo. Para ello, aquí te lanzo algunas preguntas que pueden ayudarte:
  — **¿Cuándo empezaste a sentirlo por primera vez?** Intenta recordar el momento y lo que estabas haciendo, e incluso lo que pasó los días previos. Puede que fuese un periodo particularmente estresante, que no hubieras dormido bien o que estuvieses realizando un entrenamiento más exigente de lo normal.
  — **¿En qué zona del cuerpo se localiza el dolor?** Cierra los ojos para concentrarte bien en él e intenta ubicarlo claramente en el cuerpo. Puede que te resulte fácil y lo notes a punta de dedo o

puede que sea una sensación difusa. Intenta reconocerlo y familiarizarte con él.

— **¿Qué intensidad le das, del 1 al 10?** Si 0 es ausencia de dolor y 10 es insoportable, reflexiona sobre la puntuación que le darías ahora mismo. Es probable que varíe a lo largo del día; no pasa nada, puedes escoger un margen, como de 3 a 5, por ejemplo. Eso te permitirá acotarlo, verlo con perspectiva y entender cómo evoluciona en función de tus circunstancias.

— **¿Con qué empeora el dolor y con qué mejora?** Piensa en todo aquello que has vivido desde que empezó la molestia y pregúntate qué acciones han influido en su intensidad. ¿Qué movimiento lo alivia y cuál lo empeora? ¿Cómo le afecta el reposo? ¿Tiene alguna influencia lo que comes o cómo duermes?

• **Sé flexible:** Que no debas dejar de moverte no quiere decir que puedas o tengas que entrenar igual que antes. Determinadas lesiones exigen un reposo relativo, y eso puede limitar el número de ejercicios o deportes que puedes practicar, lo que no quiere decir que no puedas hacer nada. Échale un poco de imaginación, sé flexible e intenta aceptar tu nueva realidad. Por ejemplo:

— Si no puedes correr, monta en bici.

— Si no puedes ponerte de pie, entrena sentado.

— Si no puedes mover un brazo, mueve el resto del cuerpo.

— Si no puedes levantar peso, entrena sin él.

— Si no puedes entrenar piernas, céntrate en los brazos.

Alivia el dolor

Existen muchas maneras de aliviar el dolor sin tener que recurrir a los fármacos. **Por lo general, toda práctica que te relaje y que active el sistema nervioso parasimpático conseguirá reducir los niveles de alarma y hará que te sientas mejor.** Antes de aplicarte a ti mismo técnicas de alivio de dolor, consulta con un fisioterapeuta para que pueda evaluarte y darte las indicaciones precisas para ti, para evitar posibles contraindicaciones.

- **Masaje:** Puedes ayudarte de herramientas como un rodillo de masaje, una pelota de lacrosse o las pistolas eléctricas para masajear los músculos y reducir el dolor. El tacto y la presión modulan la información nociceptiva que llega al cerebro, es decir, rebajan la intensidad del mensaje de dolor y cómo respondemos a él. Cuando te hagas un masaje, hazlo de manera suave, evitando siempre incrementar el dolor. Un masaje no tiene que ser doloroso para que funcione; es preferible que te ayude a relajarte.
- **Aplica frío o calor:** El frío en forma de hielo o de agua puede ayudarte a disminuir el dolor en casos de inflamación aguda, como por ejemplo un esguince, mientras que el calor mitiga la tensión muscular. El uso de hielo está en debate y hay profesionales que afirman que puede reducir la actividad del sistema inmunitario en la regeneración de tejidos. Desde mi punto de vista, si sientes un dolor muy fuerte que te provoca estrés y te impide dor-

mir, es preferible usar hielo a tomar analgésicos. En cualquier caso, el objetivo de aplicar frío o calor no es insensibilizar la zona, sino aliviar el dolor para mejorar tu funcionamiento.

- **Practica la respiración profunda:** El cerebro está conectado a la respiración y a través de ella podemos infundirnos un estado de relajación y bienestar. En el próximo capítulo te explicaré con detalle de qué manera.

- **Muévete con control:** El movimiento lento y controlado de la zona dolorida puede ayudarte a mejorar las sensaciones y ganar capacidad en los tejidos, siempre y cuando sigas las pautas adecuadas:

  1. Establece un umbral de dolor. Por ejemplo, si te duele el hombro a partir de los noventa grados de flexión, ese punto sería el umbral.

  2. Mantén el máximo movimiento y estímulo posibles por debajo del umbral.

  3. Cuando sientas que tu cuerpo está preparado, empieza a trabajar el movimiento suave en el umbral (en el rango en que antes te dolía), muy lentamente y controlando la respiración. No queremos forzar, irritar ni exacerbar el dolor; el objetivo es que tu cerebro baje el nivel de alarma, y eso se consigue a través de experiencias de movimiento positivas en las que te sientas seguro.

  4. Con el tiempo y la práctica, el umbral irá aumentando y permitirá que realices una mayor amplitud articular.

  5. Si quieres introducir el movimiento de manera segura en distintas partes del cuerpo, puedes empezar a hacerlo con estos ejercicios:

Parte del cuerpo	Ejercicio	Recomendaciones
Espalda	Secuencia postural gato-vaca	Desde cuadrupedia, lleva la espalda de la posición del gato a la de la vaca, moviendo la espalda muy despacio. Intenta iniciar el movimiento desde la pelvis y acabar en la cabeza. El objetivo es moverte lentamente y controlando cada centímetro.
Cuello	Flexión-extensión con toalla	Túmbate bocarriba, coloca una toalla enrollada en la nuca y agarra los extremos con ambas manos. Mira la toalla elevando la barbilla al techo, relaja y vuelve a empezar.
Hombros	Ángel	Túmbate bocarriba en el suelo o colócate de pie contra la pared. Coloca los brazos en horizontal hacia los lados, flexiona los codos y lleva las manos hacia arriba hasta extender los brazos por encima de la cabeza. Vuelve a bajar hasta la horizontal.
Muñecas	Círculos	Con los dedos de la mano relajados, dibuja un círculo amplio con la muñeca, primero en un sentido y luego en el otro. Muévete muy despacio, con la mayor amplitud que puedas.
Cadera	Zancada en el suelo	Colócate en posición de zancada, con la rodilla trasera apoyada en el suelo en un ángulo de noventa grados. Coloca un cojín bajo la rodilla si lo necesitas. Eleva los brazos, contrae el glúteo e inclina el cuerpo hacia la pierna adelantada. Siente cómo se estira la zona anterior de la cadera. Respira y vuelve a la posición inicial.
Rodilla	Flexo extensión asistida	Siéntate en el suelo, en la cama o en el sofá y con ayuda de las manos, agárrate el muslo y desliza el talón por la superficie. Flexionando y extendiendo la rodilla en un rango de movimiento seguro. Puedes aumentarlo poco a poco.
Tobillo	Círculos	Sentado en el suelo y descalzo, agarra el tobillo por ambos laterales y dibuja un círculo grande con el dedo gordo del pie, en uno y otro sentido. Haz el movimiento lenta y controladamente.

* Recuerda que los ejercicios aquí planteados no son una prescripción individual. Si sufres una lesión o sientes dolor, consulta con un médico o con un fisioterapeuta antes de realizarlos.
Para acceder a vídeos completos con ejercicios saludables para aliviar el dolor, escanea este código QR:

Ahora te toca a ti:

Escribe en las siguientes líneas cómo vas a adaptar el entrenamiento para seguir moviéndote y el ejercicio que vas a implementar:

_____
_____
_____
_____
_____
_____
_____
_____
_____
_____
_____
_____
_____
_____
_____
_____
_____
_____
_____
_____
_____
_____
_____
_____
_____.

17

HÁBITO N.º 6 RESPIRA DE MANERA CONSCIENTE

> Hemos sido lo bastante listos como para inventar el estrés psicosocial, lo bastante tontos como para caer en él, y potencialmente poseemos la sabiduría necesaria para ponerlo en perspectiva.
>
> ROBERT M. SAPOLSKY

En junio de 2016 tuve la oportunidad de visitar Masái Mara, una reserva natural situada al sudoeste de Kenia que linda con el famoso parque del Serengueti. En el todoterreno viajábamos mi amiga Laura y yo, junto con nuestro guía, Robinson, que conducía y dirigía la expedición. Este pertenecía al pueblo masái y se conocía al dedillo cada rincón de la reserva: sabía cuáles eran los árboles favoritos de los leopardos, estaba al tanto de los últimos nacimientos en los clanes de elefantes y era capaz de predecir el momento del día en el que los leones saldrían a cazar.

Cuando llegamos, eran ya las tres de la tarde. No podíamos adentrarnos demasiado o no nos daría tiempo a salir antes del cierre, a las cinco, así que nos conformamos con hacer una pequeña vuelta de reconocimiento. Volveríamos pronto al refugio para planificar la excursión del día siguiente. Al cruzar el portón de entrada, enfilamos a trompicones un sendero de arena rojiza que ascendía entre un campo de hierba amarillenta. Las parejas de ñus giraban la cabeza a nuestro paso y las jirafas frenaban su lento caminar y extendían suavemente el cuello. Al llegar a lo alto del montículo, Robinson apagó el motor. Cogió los prismáticos del salpicadero y oteó por su ventanilla. Nos quedamos callados, escuchando el canto de la sabana que acompañaba al fresco olor del atardecer. A los cinco minutos Robinson se giró y nos preguntó: «¿Estáis listas para ver un león?».

Por supuesto que lo estábamos.

Arrancó el Toyota, giró a la izquierda y avanzó en ralentí por lo que parecía un sendero alternativo. Nos cedió los prismáticos para que intentásemos divisar al felino, pero, para nuestro pesar, no lo encontramos. Atisbamos un grupo de cebras al lado de unos arbustos, pero ni rastro del león. Tras quince minutos de paseo sigiloso, atracamos junto al matorral. Las cebras no se habían movido un ápice, seguían obnubiladas, con la mirada fija en nuestra posición. ¿Dónde estaba el león?

En ese preciso instante, la mata de hierba de la derecha empezó a revolverse, como abriendo un canal en forma de zigzag. **Era él, ahí estaba.** El joven macho salió a campo abierto y se dejó caer sobre la pata derecha rodando por la hierba. Movió la cola de un lado a otro cual gato juguetón y, tras un par de revolcones, sacudió con brío la melena. Se tumbó y apoyó la barbilla sobre las patas delanteras, mirando con desgana al grupo de cebras. Estuvimos esperando un buen rato, por lo que pudiera pasar, pero, al parecer, ese día ya había comido, y finalmente el macho se largó.

Cuando le preguntamos a Robinson cómo había sabido que entre las hierbas se escondía un león, nos miró con una sonrisa a través del retrovisor. «Si quieres encontrar un león, primero busca a sus presas y fíjate hacia dónde están mirando». Cuando las cebras tienen un león cerca, el instinto de supervivencia las obliga a enfocar en esa dirección. Necesitan permanecer atentas al posible ataque del depredador. **Es un estrés de vida o muerte y la cebra tiene que estar preparada para salir huyendo.**

En el libro *Por qué las cebras no tienen úlcera*, Robert M. Sapolsky, neuroendocrino estadounidense, explica que los animales estamos programados para responder al estrés agudo. Nuestra biología cuenta con una reacción innata que nos ayuda a sobrevivir: es la **respuesta de lucha o huida**. La atención de las cebras estaba completamente centrada en el león, su organismo estaba listo para salir corriendo.

En los seres humanos también encontramos una respuesta biológica al estrés, que está mediada por el sistema nervioso simpático: el corazón nos late más deprisa, respiramos más rápido, se frena la digestión, la atención se focaliza y se movilizan los recursos energéticos necesarios para escapar.

Esta respuesta de lucha o huida es maravillosa a corto plazo. Cuando el león te persigue, el desenlace, sea el que sea, llega pronto. Solo existen dos salidas: escapar o morir; o bien consigues salir por patas y el león te deja en paz, o bien te abre las tripas. De ahí que esta respuesta sea eficiente frente a peligros de corta duración.

No obstante, en el siglo XXI ya no nos persiguen los leones: los depredadores actuales no suelen tener forma de mamífero. El estrés ya no es físico, sino, sobre todo, **psicológico** y, en vez de durar unos pocos minutos, **se puede alargar años.**

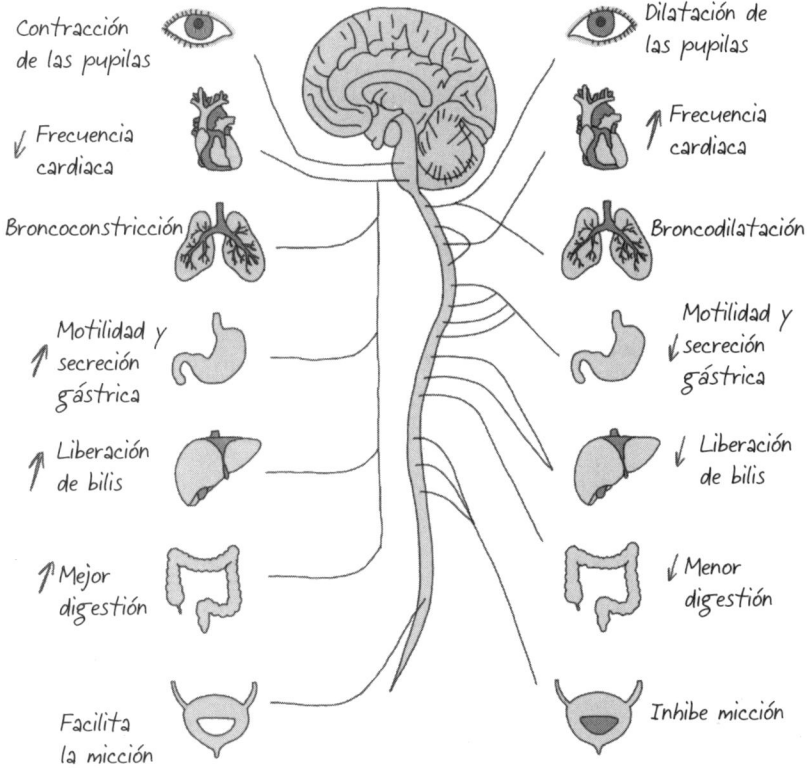

Sistema parasimpático — Sistema simpático

- Contracción de las pupilas / Dilatación de las pupilas
- ↓ Frecuencia cardiaca / ↑ Frecuencia cardiaca
- Broncoconstricción / Broncodilatación
- ↑ Motilidad y secreción gástrica / ↓ Motilidad y secreción gástrica
- ↑ Liberación de bilis / ↓ Liberación de bilis
- ↑ Mejor digestión / ↓ Menor digestión
- Facilita la micción / Inhibe micción

Para lidiar con ello, nuestro organismo utiliza, en vano, la misma respuesta que hace milenios (activa el sistema simpático), pero no funciona: el estrés de la hipoteca a treinta años no desaparece tras echarte unos esprints.

Y esa respuesta al estrés, orquestada por el sistema simpático y que en su momento pudo salvarnos la vida, cuando se sostiene en el tiempo tiene el efecto contrario: **nos acaba enfermando**.

Algunos de los **efectos nocivos del estrés crónico** sobre la salud son:

- Disminución de masa muscular.
- Resistencia a la insulina.
- Hipertensión.
- Úlceras gástricas.
- Acumulación de grasa.
- Desregulación del ciclo hormonal.
- Depresión crónica del sistema inmune.
- Mayor sensibilidad al dolor.
- Pérdida de memoria.
- Ansiedad.

De ahí que sea tan importante aprender a modular esa respuesta: bajar revoluciones, recuperar la calma y activar el parasimpático. ¿Cómo?

Activando la autopista de ida y vuelta que comunica el cuerpo con el cerebro: el nervio vago.

Aquí es donde entra **tu nuevo hábito: practicar la respiración consciente.**

Respira de manera consciente

¿Alguna vez te has fijado en cómo respira una persona que está nerviosa? O en cómo responde tu respiración ante una situación estresante. Lo normal es que identifiques uno o varios de estos tres signos:

1) **Aumenta la frecuencia respiratoria.** Realizamos más inhalaciones por minuto.

2) **Pasamos de la respiración nasal a la bucal**; en vez de coger aire por la nariz, lo tomamos por la boca.

3) Observamos una **respiración superficial localizada en la parte alta del pecho y en las clavículas**, en lugar de una respiración profunda y diafragmática a nivel abdominal.

Lo bonito de saber esto es que podemos darnos cuenta e intervenir de manera consciente. El diafragma, que es el músculo principal de la respiración, tiene control voluntario e involuntario, por lo que, si queremos, podemos mediar activamente y relajarnos.

Estas son algunas de las técnicas que puedes emplear para mejorar la respiración, activar el parasimpático, aumentar la calma y reducir el dolor.

Respiración nasal

Tan sencillo como cerrar la boca y respirar por la nariz. Puedes ponerlo en práctica en cualquier momento del día o cuando te notes un poco alterado. Es una manera muy rápida de recuperar el control, disminuir la frecuencia respiratoria y relajarte.

Respiración diafragmática

Siéntate en una posición cómoda, con el tronco erguido y los hombros hacia atrás. Coloca una mano sobre el abdomen y la otra en el pecho. Toma aire por la nariz y centra la atención en llevarlo hacia la mano que tienes en el abdomen. Inspira y espira despacio, a tu ritmo. Realiza tantos ciclos como necesites. Puedes aplicar esta técnica a lo largo del día, antes o después de entrenar o en un momento de estrés para recuperar la calma.

Este tipo de respiración es una de mis favoritas en los momentos de dolor. Puedes tumbarte boca arriba, cerrar los ojos y centrar la atención en el punto que te duele. Después, mientras lo observas con atención, practica la respiración diafragmática, llevando el aire hacia el abdomen. Realiza el ejercicio durante unos cinco o diez minutos y verás cómo cambia la percepción del dolor. De la misma manera, puedes practicar esta respiración en movimiento, para reducir el dolor y activar la calma.

Método 4-7-8

Se ha demostrado que el método 4-7-8 reduce la ansiedad, ayuda a dormir mejor y disminuye la tensión arterial. Su puesta en práctica es muy sencilla: inspira durante cuatro segundos, aguanta la respiración siete segundos y suelta el aire en ocho segundos. Para sacarle todo el beneficio posible, hazlo siempre por la nariz y en un espacio tranquilo donde puedas relajarte. Repítelo durante varios ciclos hasta que sientas una mayor relajación.

Suspiro fisiológico

Hazme un favor y suspira fuerte, en voz alta: «Aaaaaaaaah». ¿Qué tal te sientes ahora?

Es imposible no notarse un poco más relajado después de suspirar. Y es que el suspiro fisiológico es un mecanismo que utiliza nuestro cuerpo de manera inconsciente cuando percibe que hay un nivel elevado de dióxido de carbono en sangre. Por eso igual te has percatado que, en momentos de estrés, a tu cuerpo le sale solo suspirar. También podemos servirnos de esta técnica conscientemente.

El protocolo es el que sigue:

1) Inhala por la nariz dos veces, primero despacio y luego rápido.
2) Exhala relajadamente por la boca hasta que pares de manera natural, sin forzarlo.
3) Repite dos o tres veces, o incluso durante cinco minutos.

El doctor Andrew Huberman, neurocientífico, profesor de la Universidad de Stanford y anfitrión del mundialmente conocido podcast *Huberman Lab*, afirma que esta técnica es capaz de sacarnos de un estado de alerta y llevarnos a la calma a una velocidad récord. Practicar el suspiro fisiológico cinco minutos al día nos ayuda a reducir el estrés, promover la relajación, regular el sueño, disminuir la frecuencia cardiaca y mejorar el estado anímico.

Encuentra la oportunidad

Todas estas técnicas pueden emplearse en cualquier momento del día, cuando sientas que la tensión, el nerviosismo o incluso el dolor empiezan a apoderarse de tu calma y de tus sensaciones. Aun así, yo te recomiendo que, si no las has puesto en práctica nunca, empieces a aplicarlas poco a poco, por ejemplo, antes de irte a dormir. Eso te ayudará a entrar más fácilmente en un estado de relajación y a conciliar mejor el sueño. El primer paso para integrar la respiración consciente como mecanismo regulador y de relajación puede ser tan sencillo como adoptar la costumbre de hacer tres ciclos respiratorios al apagar la luz por las noches. Tú decides.

Ahora te toca a ti:

Escribe en las siguientes líneas qué técnica de respiración vas a implementar y cuándo.

_____

_____

_____

_____

_____

_____

_____

_____

_____

_____

_____

_____

_____

_____

_____

_____

_____.

18

HÁBITO N.º 7 SAL DE TU ZONA DE CONFORT

> Porque no solo hay que prever que habrá obstáculos; también hay que asumirlos. ¿Asumirlos? Sí, puesto que en realidad son oportunidades para probarnos a nosotros mismos, intentar cosas nuevas y, en definitiva, triunfar.
>
> RYAN HOLIDAY,
> *El obstáculo es el camino*

¿Recuerdas la última vez que te propusiste un reto? Ya sea físico, cognitivo o emocional. Haz memoria.

Una vez que nos convertimos en adultos independientes y empezamos a ser dueños de nuestro tiempo, solemos acomodarnos. Tendemos a evitar todo aquello que nos exige un poco más de la cuenta; si podemos delegar una tarea, procrastinarla o ignorarla, lo hacemos. Salir de la zona de confort cuesta, cambiar es incómodo, y por eso muy poquitas veces lo hacemos.

Sin embargo, todos conocemos a una persona capaz de romper los moldes. Esa que si tiene que levantarse a las seis de la mañana para entrenar antes de ir al trabajo, lo hace. Esa que tiene que encargarse de la compra, de recoger los niños y de limpiar la casa y aun así te hace cualquier favor, aunque no tenga tiempo. Son personas fuera de lo común que no solo cumplen con los retos, sino que además lo hacen con buena cara. Si se proponen un desafío, por imposible que parezca, o por muy solos que estén, lo sacan a flote y siguen adelante. No se rinden, y desde fuera cualquiera diría que disfrutan de una fuerza de voluntad infinita. **Son la representación en carne y hueso de la tenacidad.**

¿Alguna vez te has imaginado lo que podrías conseguir si fueras un poquito más tenaz?

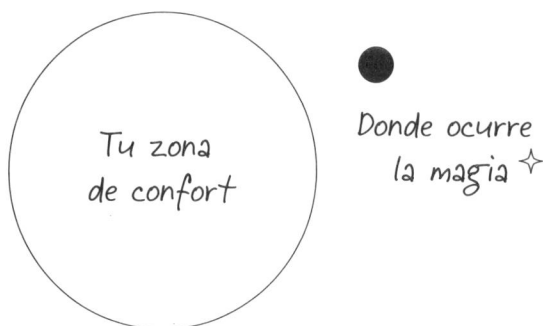

Tu zona de confort

Donde ocurre la magia ✦

Hay un dicho que afirma que la magia ocurre cuando uno sale de su zona de confort, cuando se atreve, confía en sí mismo y desafía su realidad actual. Y aunque «magia» puede que no sea la palabra más exacta, resulta que este simple refrán esconde una gran verdad.

Recientes investigaciones en el campo de la neurociencia han hallado en la tenacidad una de las claves del envejecimiento saludable. **La capacidad para perseverar frente a la adversidad, la incomodidad, el dolor y el desagrado tiene una estrecha relación con la salud cerebral.**

Existe un área del cerebro denominada corteza cingulada media anterior (CCMA) que se encuentra en un punto de convergencia clave y que guarda relación con la facultad para afrontar desafíos. La CCMA integra señales procedentes de numerosas partes del cerebro que se relacionan con la función ejecutiva, la planificación del movimiento, la integración de las sensaciones, la atención o el aprendizaje y, precisamente por ello, se la relaciona con la toma de decisiones: **se encarga de evaluar si un objetivo vale la pena**. Participa en la coordinación del comportamiento para alcanzar metas, evalúa los pros y los contras y nos impulsa a seguir o a abandonar.

En 2013, unos investigadores del laboratorio de neurología cognitiva de Stanford comprobaron que, tras estimular con electrodos la CCMA, los participantes en el estudio experimentaban el deseo de perseverar. Según describían, tras recibir la estimulación tenían la sensación de estar al borde de un desafío inminente y se sentían capaces de superarlo.

¿Te imaginas lo potente que podría ser desarrollar esa misma capacidad?

Lo más impresionante es que un mayor desarrollo de la CCMA no solo se relaciona con la tenacidad, con la perseverancia y con la fuerza de voluntad, sino también con la salud cerebral.

Se han encontrado grupos de personas que parecen desafiar las leyes del deterioro cognitivo normal. Individuos que, con ochenta años, mantienen la misma o mejor capacidad cognitiva que aquellos veinte años más jóvenes, y superan en los test de memoria a la media de los sexagenarios. Se los llama *superagers*, o «superancianos» para los hispanohablantes, y los escáneres cerebrales han observado que poseen una CCMA más gruesa de lo normal: muestran esa área más desarrollada y con mejor conexión con el resto del cerebro.

Por otro lado, en las patologías que lidian con apatía y falta de motivación, como la depresión, el párkinson y el alzhéimer, se ha detectado una reducción del volumen de la CCMA y una disminución de su función. **La buena noticia es que, a través del comportamiento, parece ser posible alterar su estructura y su función.** Al ser un área hiperconectada, está mejor equipada para reconfigurar dicha conectividad a través del aprendizaje y de la plasticidad.

La evidencia es bastante clara: la tenacidad es un marcador de salud, y lo mejor es que se puede entrenar. Ya no tienes excusas, es el momento de comprometerte con tu mejor versión. Para el hábito número siete te toca salir de la zona de confort.

Entrena la tenacidad

Si se te ha ocurrido pensar que no te has comprado un libro para que te digan que hagas algo que no te apetece, lo siento mucho. Como ya sabes, me he comprometido a decirte la verdad, aunque te pese. Piénsalo: ahora tienes un motivo de peso para obligarte a crecer, para hacer todo eso que sabes que tienes que hacer pero que no te apetece.

Como dice Ryan Holiday, «el obstáculo es el camino», y solamente tú puedes atravesarlo.

Aquí te dejo unos ejemplos de cómo implementarlo:

- Date una ducha de agua fría por las mañanas.
- Si hay un ejercicio que sabes que se te da mal y que te cuesta, ya tienes un motivo para hacerlo.
- Intenta ganar autoconsciencia y detectar esos momentos del día en los que te gana la pereza. Puede que sea el momento de salir del trabajo camino del gimnasio, cuando la vocecita de tu cerebro te insiste en anularlo, o cuando llegas a casa y ves el tendedero lleno de ropa y, aun sabiendo que tienes que recogerla, eliges dejarlo para mañana.
- Ponte un reto y complétalo por puro compromiso. ¿No te gusta correr? Pues hazlo.
- Cambia el chip, identifícate con esa persona que es capaz de actuar aun cuando no le apetece. Aprende a ver esa resistencia como un aliciente, una oportunidad.

La tenacidad es un músculo y, cuanto más lo trabajes, más fácil te será perseverar. Este es el hábito de los hábitos. Recuerda: nadie puede hacer por ti lo que solo tú puedes hacer por ti mismo.

Ahora te toca a ti:

Escribe en las siguientes líneas tu próximo reto y la acción que vas a implementar semanalmente para entrenar la tenacidad.

_____

_____

_____.

19

HÁBITO N.º 8
DIVIÉRTETE EN
MOVIMIENTO

El problema es que crees que tienes tiempo.

BUDA

En el capítulo seis te presentaba a mi sobrino, Enriquito. Al escribir estas palabras tiene dos años y siete meses, y he de confesar que está hecho una estrella, y no lo digo solo porque sea su tía; es la pura realidad. Su tío y yo improvisamos juegos nuevos cada vez que lo vemos, y al chaval le encanta seguirnos el rollo y disfruta de lo lindo. Esta semana se ha aficionado al juego de la magia, para el que hemos convertido un palo en una varita. La gracia del juego reside en lo siguiente: el que agarra la varita tiene que repetir en alto «*wingardium leviosa*» (el hechizo de *Harry Potter* para hacer levitar objetos) o «ni-na-niu-o-ta», si tienes su edad, dirigiéndose a la persona que quieras que se mueva. La susodicha, es decir, su tío, su abuela o yo, dependiendo del turno, debía moverse de un lado a otro hasta que él dice «stop», momento en el que la persona hechizada ya puede parar.

Como sucede con muchos otros juegos, hay un problema:

cuando haces pop, ya no hay stop. Enriquito no para de reírse y, como a nosotros nos encanta verlo contento, le damos más bola; podemos pasar cinco, diez, quince o veinte minutos repitiendo lo mismo. Cuanto más estrambótico, mejor.

Si no fuese por los niños que se cruzan en nuestro camino y nos recuerdan la alegría de brincar y corretear o el gozo de jugar por jugar, sin reglas y sin juicios, **¿cuándo volveríamos a conectar de esa manera con nuestro cuerpo? ¿Cuándo volveríamos a improvisar y a explorar?**

Parece como si, una vez que pasas de los catorce o quince años, jugar empezase a estar mal visto. Se considera poco serio o una pérdida de tiempo: siempre hay cosas mejores que hacer. Y esa actitud se transfiere al ejercicio y al entrenamiento. Parece que la gente va al gimnasio porque debe, porque se lo ha dicho el médico o porque se están obligando. **¿Cuántas personas conoces que entrenen para pasárselo bien?**

Pues hasta aquí hemos llegado, ya está bien. Es el momento de romper con tanta rectitud y solemnidad. Hoy te animo a recuperar las ganas de probar, de jugar y de explorar. **En este hábito te toca divertirte.**

Elige lo que más te guste: bailar, practicar muay thai, patinar o saltar a la comba. ¡Dale a tu cuerpo lo que te pide, muévete y disfruta!

En la carrera de Fisioterapia tuve la suerte de ser alumna del doctor José López Chicharro, uno de los investigadores en el campo de la Medicina deportiva y de la Fisiología del ejercicio más reconocidos de toda España. Recuerdo que en una de sus ponencias, cuando estudiamos la rehabilitación cardiaca, nos dijo: «Después de un infarto, tenéis seis meses para lograr que el paciente se enamore del ejercicio, pues es el tiempo que le dura el miedo. Si no lo conseguís, habréis perdido la oportunidad».

Chicharro sabía que la clave para conseguir que una persona dejara de ser sedentaria e incorporase el ejercicio en su rutina era **que le gustara.** La recomendación que nos daba era aprovechar ese susto para introducirlo, en sus tiempos y a su gusto, el entrenamiento con el fin último de que se enganchara. Más allá de los beneficios a corto plazo de una rehabilitación perfecta, **lo más importante era conseguir crear ese interés y esa motivación.**

Sé que no hace falta que aporte argumentos científicos que te demuestren la importancia de la diversión, pero, aun así, te los traigo, por si te quedaban dudas.

Un estudio transversal de la Universidad de Portugal descubrió que el disfrute, considerado como una experiencia rodeada de sentimientos de placer y de satisfacción, es uno de los aspectos más relevantes en la práctica de ejercicio, e influye directamente en el compromiso y en la adherencia. **No cabe duda: disfrutar de una actividad ayuda no solo a crear un hábito, sino también a mantenerlo.** Por otro lado, parece ser que la novedad, es decir, introducir variedad y cambios en la rutina, también ayuda a mantener la constancia y refuerza la motivación intrínseca: la gente se involucra más y aumenta su abanico de habilidades. Variar el entrenamiento con nuevos ejercicios, aprendizajes y objetivos nos impulsa a perseverar.

En el capítulo anterior te hablaba de la tenacidad y de la importancia de aprender a hacer cosas que no nos gustan, que no se nos dan bien y que suponen un reto. Lo mantengo: desarrollar la tenacidad es crucial. **Pero divertirse es exactamente igual de importante.** Nuestro cuerpo es el mejor de los juguetes.

¿Cuándo fue la última vez que te divertiste con tu cuerpo?

- Los pies no solo sirven para caminar, sino también para hacer equilibrios sobre un bordillo.
- Las piernas no solo sirven para correr y hacer sentadillas, sino también para jugar a hacer la rana.
- La espalda no solo sirve para apoyarte contra la silla, sino también para rodar y hacer la croqueta.
- Los brazos no solo sirven para levantar pesas, sino también para tirarse sobre el césped y hacer el pino.
- Las manos no solo sirven para agarrar una barra, sino también para lanzar hechizos con una varita.

Haz de la diversión un hábito

Aquí van algunos consejos para empezar a incorporar este hábito en tu día a día:

- **Vuelve a ser un aprendiz.** ¿Siempre quisiste aprender a patinar? ¿A esquiar? ¿A escalar? ¿A hacer ballet? Pues ¡a qué esperas! Seguro que hay una chispa en tu interior que te anima a probar. Búscate un profesor y encuentra ese hueco para ti. **No solo te lo mereces, es bueno para tu salud.**
- **Si llevas tiempo queriendo empezar a hacer ejercicio, te has forzado a ir al gimnasio y siempre lo acabas dejando, no insistas.** En vez de eso, piensa: ¿qué actividad te gusta-

ría probar? A lo mejor lo tuyo es el baile o el kárate o el rugby. Sea lo que sea, si hay algo que te interesa, no lo dudes, empieza por ahí. Da igual que no incluya fuerza, movilidad o VO_2 máx., ahora eso es lo de menos. **Lo que importa es que consigas empezar.** Verás cómo, poco a poco, esa motivación irá creando inercia, cambiarás la relación con tu cuerpo y empezarás a disfrutar del movimiento.

- **Acércate a la naturaleza.** Cambia el asfalto y los atascos por el campo y los pájaros. Planea una excursión, llena la mochila de provisiones y echa a caminar. No hay nada como respirar aire limpio y observar el paisaje para conectar contigo mismo y darte cuenta de lo bonito que es vivir.

- **Deléitate en los pequeños placeres del movimiento.** Un paseo por el parque, una sesión de movilidad con música relajante o un baile improvisado en la cocina con tu canción favorita. Regálate movimiento en el día a día y disfruta de las sensaciones corporales.

Ahora te toca a ti:

Escribe en las siguientes líneas qué actividad te gustaría probar y cómo vas a introducir la diversión en tu vida.

_____
_____
_____
_____
_____.

20

HÁBITO N.º 9
RODÉATE DE TU TRIBU

Si quieres ir rápido, ve solo. Si quieres llegar
lejos, ve acompañado.

Proverbio africano

Resulta sorprendente ver qué elecciones aparentemente insignifi-
cantes pueden cambiar el rumbo de nuestras vidas.

Para mí, una de esas fue cuando mi vecino Pablo me invitó a ir
a CrossFit. Hacía pocos meses que acababan de abrir un gimnasio
al lado de casa y él estaba completamente enganchado. No hacía
más que hablarme de lo chulas que eran las clases, aunque, eso sí,
acababa destrozado. La verdad es que me dio mucha envidia. **Llevaba tiempo intentando encontrar un deporte que me hi-
ciera disfrutar.** Sabía que el ejercicio era bueno y por eso me
forzaba a hacerlo. Había probado las típicas clases con música en el
gimnasio y las rutinas de pesas en la sala de máquinas; de vez en
cuando me obligaba a salir a correr e incluso me había comprado
un programa online con rutinas sencillas para hacer en casa. Lo
intentaba con todas mis fuerzas, pero nunca conseguía mantener

la constancia, no lo disfrutaba y siempre abandonaba. **No lograba convertir el ejercicio en un hábito.**

Por eso, cuando Pablo me propuso acompañarlo, pensé: «¿Por qué no?». Y reservé una plaza para la clase de las doce del día siguiente.

El *box* era inmenso: una nave de mil metros cuadrados con techos de seis metros de altura. No había espejos ni máquinas como en los gimnasios que conocía; en su lugar había cuerdas y anillas colgantes, jaulas con barras negras fijadas a las paredes, máquinas de remo, trineos, cajones y montones de discos apilados sobre el suelo de caucho negro. Al cruzar la recepción, me encontré a un grupo de ocho personas conversando en círculo, entre los que se encontraba Pablo. Dejé las cosas a un lado y me uní a ellos. En ese momento llegó el entrenador, Nahún, que me dio la bienvenida y me presentó al resto de la clase.

CrossFit es un entrenamiento de alta intensidad. Se trata de una metodología que incluye ejercicios de todo tipo, desde carrera hasta halterofilia, *powerlifting* o gimnasia, y cuyo objetivo es desarrollar una base física general: fuerza, capacidad cardiorrespiratoria, potencia, velocidad, etcétera. Así, cada día se realiza un entrenamiento distinto, que se conoce como WOD (*workout of the day*, «entrenamiento del día», por sus siglas en inglés). Puede que un lunes te toque correr cinco kilómetros, el martes hacer sentadillas pesadas y el miércoles pasarte diez minutos haciendo *burpees* y dominadas. Es difícil aburrirse.

La clase comenzó con un calentamiento general en el que enseguida empecé a sudar. Me puse a reconsiderar si venir a esta clase había sido una buena idea. Sin embargo, mis miedos se esfumaron cuando Nahún me aseguró que no tenía que intentar ir igual que el resto. Permanecía atento a todos y nos daba indicaciones de cómo movernos. Cuando pasamos a la parte de enseñanza, nos explicó cómo teníamos que hacer los ejercicios del WOD que había marcado en la pizarra. Ese día tocaba carrera combinada con saltos al cajón y *wall balls* (lanzamiento de balón medicinal contra la pared). Nahún me dio el cajón más bajito del gimnasio y la pelota más ligera y se puso a mostrarnos la técnica y a corregirnos los fallos. Una vez estuvimos todos preparados, programó el cronómetro y, cuando sonó el pitido, empezamos a saltar.

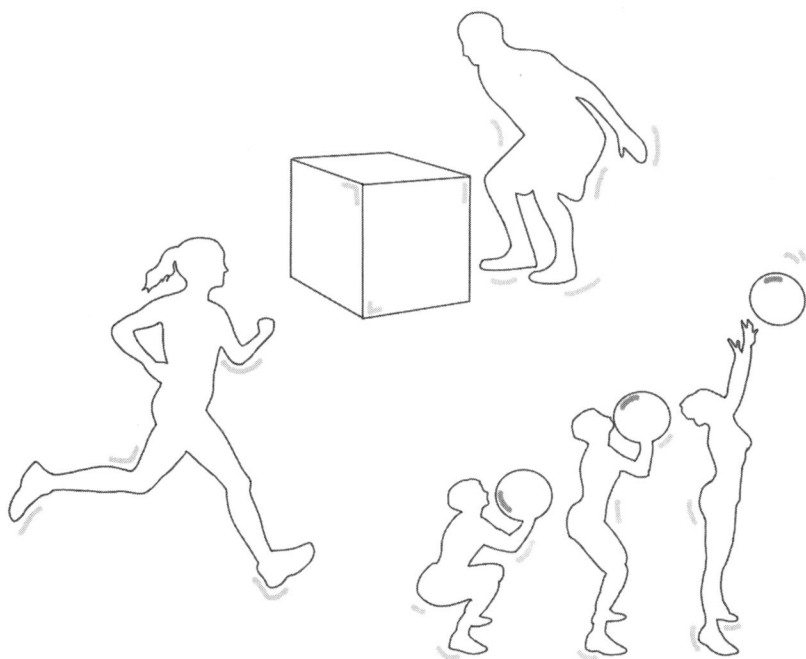

El objetivo del WOD era completar cuatro series de un número determinado de repeticiones lo más rápido posible. Enseguida empezó a faltarme el aire, pero, como me habían dicho que era preferible ir despacio que parar, bajé el ritmo. Me concentré en completar las repeticiones. No te voy a negar que fue duro, porque lo fue, pero una parte de mí sentía alivio al ver que el resto, aunque se movieran más rápido, estaban sufriendo igual que yo.

Cuando iba por la cuarta ronda, vi que algunos compañeros ya estaban terminando. ¡Qué vergüenza! Iba a ser la última en acabar y encima me tendrían que esperar. Pero justo cuando salía por la puerta para correr los últimos cuatrocientos metros, dos chicos del grupo se unieron a mí y se pusieron a trotar a mi lado dándome ánimos. Al llegar al *box*, el resto de la clase nos recibió con aplausos. ¡Yujuuu, lo había conseguido! Tras apuntar los tiempos en la pizarra y recuperar oxígeno, dimos la sesión por finalizada y chocamos los cinco.

Fue entonces cuando entendí por qué a Pablo le gustaba tanto.

El secreto estaba claro: era el ambiente del grupo.

Era la primera vez en mi vida que me esforzaba tanto y que, además, lo disfrutaba. Fue difícil y en muchos momentos pensé en rendirme, pero, aun así, lo completé. Acto seguido, fui a hablar con Nahún, me apunté y el resto es historia.

En este *box* de CrossFit encontré mi tribu. Hice nuevos amigos, conocí a Nono, el que ahora es mi marido, desarrollé mi práctica de fisioterapeuta y creé PhysioWods. Han pasado casi nueve años y no he dejado de entrenar. Mi compromiso ha perdurado a pesar de la pandemia, de mudanzas, lesiones y viajes. Porque hacer ejercicio dejó de ser solamente eso. Se convirtió en mucho más.

Y es que no podemos negar que los humanos somos animales sociales. Durante miles de años nuestra supervivencia ha dependido de la pertenencia a un grupo. Esta necesidad de pertenencia nos ha ayudado a detectar desde muy pequeños qué tenemos que hacer para encajar. Como afirma James Clear en *Hábitos atómicos*, «nosotros no elegimos nuestros primeros hábitos, imitamos los que vemos a nuestro alrededor».

Hemos aprendido a detectar qué comportamientos son aceptables y cuáles no. Y así, la familia en la que nacemos, el colegio donde crecemos o el país en el que vivimos nos infunden, muchas veces de manera inconsciente, creencias y costumbres que adoptamos como normales: desde la ropa que llevamos, lo que comemos, si hacemos ejercicio o la importancia que le concedemos a la salud.

Lo bueno es que, sabiendo esto, podemos utilizar dicha necesidad a nuestro favor.

Debemos rodearnos de personas que compartan el mismo objetivo, que tengan el hábito de hacer lo que a nosotros nos gustaría conseguir. Si quieres hacer ejercicio, deja de intentar entrenar solo y rodéate de personas deportistas.

Un estudio publicado en la revista *Nature* confirmó que **la práctica de deporte puede contagiarse**. Recogieron referencias de más de un millón de corredores que habían compartido sus entrenamientos en una aplicación durante más de cinco años y observaron cómo influía saber lo que hacía nuestro entorno. Al parecer, ser consciente de que tus amigos están entrenando puede motivarte a ponerte en marcha. Saber que ese día tu compañero había corrido un kilómetro más te inspira a ti a esforzarte un poquito más de lo normal, y si él había sido un poco más rápido, tú también. Según los resultados, compararnos con aquellos que están un poco por encima de nosotros puede motivarnos a mejorar, mientras que centrarnos en los que están por detrás puede despertar un espíritu competitivo que nos anime a proteger nuestra superioridad.

Encontrar un grupo que comparta los mismos objetivos y con el que nos sintamos identificados mejora nuestro bienestar.

Practicar ejercicio en grupo nos ayuda a ser más constantes, disminuye la sensación de estrés y aumenta la percepción subjetiva de calidad de vida, en comparación con las personas que entrenan solas.

Rodéate de quien te sume

- Si quieres empezar a hacer deporte, ir al gimnasio o apuntarte a una actividad, **empieza por echar mano de tu grupo de amigos.** Es probable que puedas unirte a sus entrenamientos o que te aconsejen un sitio que te encaje.
- **Acércate a las personas a las que quieras parecerte.** Si hay alguien en tu trabajo que hace ejercicio y tiene la costumbre de bajar al gimnasio a la hora de comer, igual puedes preguntarle cómo se organiza o a qué centro va. Es mucho más probable que consigas mantener la constancia si te has comprometido con otra persona.

- En vez de ir solo al gimnasio o de entrenar por tu cuenta en casa, **acude a clases grupales**. Aunque solo compartas un par de tardes a la semana con esas personas, créeme, es más fácil mantener la adherencia cuando se está acompañado.
- **Cuando te inviten a un plan activo, di que sí.** ¿Una ruta en bici? ¿Un paseo en kayak? ¿Un partido de tenis? Atrévete, seguro que es divertido. No necesitas ser un profesional para pasártelo bien, la clave está en moverte y hacer piña.

Todos los que entrenamos o hacemos deporte fuimos principiantes en un momento dado. **Ninguno empezamos sabiendo. Por eso, elige de quién te rodeas y deja que el movimiento te contagie.**

Ahora te toca a ti:

Escribe en las siguientes líneas si conoces a alguien que haga ejercicio o a quién te gustaría parecerte. ¿Quién te gustaría que formase parte de tu tribu?

_____

_____

_____

_____

_____

_____.

21

HÁBITO N.º 10 CENTRA LA ATENCIÓN EN MEJORAR

> Son nuestras elecciones, Harry, las que muestran lo que somos, mucho más que nuestras habilidades.
>
> J. K. ROWLING
> *Harry Potter y la cámara secreta*

Recuerdo perfectamente aquella tarde de 2010. Era una sala cuadrada, con paredes de gotelé y luces amarillentas. El gris del invierno madrileño se intentaba colar por la ventana solitaria de la izquierda, forrada con uno de esos plasticuchos que dan más grima que privacidad. Estaba sentada al lado de mi madre, sobre una silla áspera de pelotillas negras y patas finas de metacrilato de las que chirrían al menor indicio de movimiento.

El traumatólogo, un hombre que me triplicaba en edad y que todavía presumía de tres mechones grises, no paraba de escribir en su taco de hojas blancas. No sé si pasaron tres minutos o toda una eternidad, pero por fin consiguió arrancar tres papelotes y arrastrarlos con la punta de los dedos hacia mi madre. Analgésicos, ibuprofeno y condroprotectores. Giró sobre la butaca y, reclinándose despacio, se cruzó de brazos. «Nada de correr, y si vas a montar en bicicleta, que sea con el sillín alto, no puedes flexionar la rodilla más de noventa grados. Ya que vas a ser fisio, deberías saberlo».

Mi madre me miraba con la sonrisa apretada, activando el sexto sentido que incluye por defecto el *pack* de la maternidad. La bola de mi estómago se volvía a despertar. Noté la racha de calor subir hacia mi pecho y del pecho saltar a mi garganta, evaporando la saliva y secándome la boca. Me conocía lo bastante bien como para saber que, si hablaba, rompería a llorar. Pero no podía. Estaba delante del médico, y ante desconocidos no se llora, me dije. Así que me esforcé. Si hablaba despacio, aguantando un poco entre palabra y palabra, podría mantener las compuertas cerradas. Reuní valor y pregunté: «¿Hasta cuándo?».

«Para siempre», contestó él.

Esperé a cruzar la puerta de salida y lloré. Mi madre intentaba calmarme acariciándome el hombro, me decía que no era tan grave. Al fin y al cabo, no era ninguna deportista y apenas había ido un par de veces al gimnasio. Qué más daba hacer un poco menos de ejercicio si, total, ya no era una niña.

Y a lo mejor tenía razón, las madres suelen tenerla. En el espectro de malas noticias que puede darte un médico, esta no era para tanto. Pero yo no me lo podía creer, y tampoco quería. Tendría que empezar a tener cuidado con los escalones altos y no podría volver a correr, ni siquiera si llegaba tarde al metro. Tampoco volvería a sentarme como los indios y tendría que revisar la altura del sofá, del coche o de cualquier silla. ¿Viviría también para siempre con este dolor o empezaría a depender de tomar pastillas? Entré en bucle, pensando en todo lo que nunca volvería a hacer. **Ese inofensivo diagnóstico hizo que se me viniera el mundo abajo.**

La historia que te acabo de contar sucedió cuando tenía veinte años y el médico me diagnosticó una condromalacia rotuliana. Se trata de un reblandecimiento del cartílago de la rótula (el hueso circular que se encuentra en la articulación de la rodilla) que suele causar dolor al subir o bajar escaleras, sensación de roce óseo y presión al pasar mucho tiempo sentado.

Por suerte, en el momento en el que me dieron la noticia estudiaba tercero de Fisioterapia y lo primero que hice fue consultar a mi profesora de Medicoquirúrgica, una traumatóloga que **me ayudó a mirar mi diagnóstico desde otro punto de vista.** No me dijo que dejara de correr de por vida, simplemente me recomendó que lo aparcara una temporada y que, mientras tanto, me dedicara a fortalecer los músculos de las piernas. Además, puesto que mis rodillas presentan un pequeño valgo —es decir, que se acercan entre sí un poco más de lo normal— y eso puede aumentar la presión rotuliana, ganar fuerza ayudaría a proteger el cartílago de cara al futuro.

Era una recomendación muy abstracta, pero al menos me colocaba en el asiento del conductor. **Por primera vez, desde aquel fatídico día, empecé a visualizar un plan más allá de las pastillas.** Comprendí que podía adoptar un papel activo en la mejora y que empezar a cambiar estaba en mis manos. Esta profesora con un par de frases me devolvió el poder y la responsabilidad. Me regaló uno de los aprendizajes más importantes de mi carrera profesional, que es el que hoy, como último hábito, te quiero transmitir.

Centra la atención en mejorar

Cambia el foco: en lugar de pensar en lo que no puedes hacer, céntrate en lo que eres capaz de mejorar. No eres un diagnóstico, tampoco un dolor o una lesión.

No eres lo que diga la conclusión de un informe, un análisis de laboratorio o el resultado de una resonancia magnética.

Un diagnóstico no determina de lo que eres capaz, tampoco es una predicción de futuro, ni una etiqueta que marca tu identidad.

Yo no podía regenerar el cartílago de mi rótula ni modificar la anatomía de mis rodillas, pero sí había algo que podía hacer: fortalecer los músculos. **No sabía cuánto iba a tardar, ni hasta cuando sentiría dolor, pero me concentré en avanzar.** Pedí ayuda a otra profesora fisioterapeuta y empecé a tratarme con ella; me dio muchos consejos para mejorar la posición de las rodillas, con lo que gané fuerza en los pies y en la cadera. Me apunté al gimnasio y empecé poco a poco a fortalecer las piernas, con poco peso y limitando mucho los movimientos, porque en cuanto llegaba a los noventa grados de flexión me dolía. **Sin embargo, seguí haciendo lo que podía y, al cabo de un año, pude volver a correr sin dolor.**

Al escribir estas palabras (sentada con las piernas cruzadas), han pasado quince años desde aquel diagnóstico. Ya no siento dolor al flexionar las rodillas por completo, ni al correr, ni al saltar, y, con mucho entrenamiento, he llegado a levantar más de cien kilos en sentadilla. Aun así, todavía siento ese chasquido que me avisa. Sé que debo tener cuidado y moverme con muy buena técnica, por eso a la mínima que noto una sobrecarga muscular doy descanso a las rodillas y si un día no me siento segura al realizar un ejercicio, no fuerzo. Pero es precisamente porque soy consciente de que las rodillas son mi punto débil por lo que las entreno.

No te pongas límites sin al menos intentarlo.

Diseña un plan

Sé que el hábito «céntrate en mejorar» es más fácil de decir que de hacer, por eso quiero darte estrategias específicas para ponerlo en marcha.

1. Rodéate de **profesionales** que te animen a avanzar, que sean honestos contigo y que te aporten estrategias concretas. **Consulta todas las dudas y preocupaciones que te surjan**, eso te va a ayudar a entender el razonamiento clínico que motiva sus recomendaciones y a tomar mejores decisiones.
2. **Adopta un papel activo** en la recuperación y pregunta qué puedes hacer tú para contribuir al tratamiento del profesional sanitario y mejorar el pronóstico. Todos los tratamientos se benefician de cambios en el estilo de vida del paciente; cuanto más hagas por tu propia salud, mejor.
3. **Entiende la diferencia entre lo que está bajo tu control y lo que no.** Hay situaciones en las que, por mu-

cho que nos esforcemos, no podemos cambiar la realidad. Entender la diferencia entre lo que está en nuestra mano y lo que no te ayudará a concentrar mejor la energía y a obtener mejores resultados.

4. **Empieza por algo sencillo, no tienes que cambiar toda tu vida.** Quizá no tengas tiempo de apuntarte al gimnasio, pero igual sí puedes añadir un ejercicio de rehabilitación en tu rutina diaria. Eso ya es un logro, porque estás centrando la atención en mejorar y ese es el primer paso.

5. **Hay veces que no hace falta moverse más para mejorar.** A lo mejor lo que necesitas es prestar un poco más de atención al descanso, a la nutrición o a las relaciones sociales. O tal vez sea el momento perfecto para dedicar más tiempo a sumar pasos, hacer movilidad o practicar el equilibrio. Centrarse en mejorar no solo es un hábito, es una actitud hacia la vida: elígela.

Ahora te toca a ti:

Escribe en las siguientes líneas cómo puedes empezar a centrarte en mejorar un poquito cada día:

_____
_____
_____
_____.

Tabla resumen de hábitos

#	Hábito	Qué	Cómo y cuándo
1	Suma pasos	Caminar más te da años de vida.	Baja una parada antes del metro o del autobús, sube escaleras, pasea mientras hablas por teléfono, organiza caminatas con amigos.
2	Activa la movilidad	Mantén las articulaciones jóvenes.	Dedica de 5 a 10 minutos diarios a una rutina de movilidad: al despertar, antes o después de entrenar o al volver a casa. Deja la esterilla a la vista para que te sirva de activador.
3	Descálzate	Devuelve la libertad y la fuerza a tus pies.	Según entres a casa, quítate los zapatos y los calcetines, cambia progresivamente a calzado *barefoot*, fortalece la musculatura del pie, practica el equilibrio.
4	Entrena para la vida	Recupera y desarrolla todo tu potencial de movimiento.	Practica estar colgado, descansa en sentadilla, carga una mochila con peso, transporta las bolsas de la compra, salta y corre.
5	Si sientes dolor, muévete	No pares: adapta el movimiento al dolor.	Practica movimientos seguros a una velocidad lenta, muévete siempre con control y respetando el umbral de dolor. Ten en cuenta los tiempos de curación de los tejidos.

#	Hábito	Qué	Cómo y cuándo
6	Respira de manera consciente	Gestiona el estrés a través de la respiración.	Practica la respiración nasal, la diafragmática, la técnica 4-7-8 o el suspiro fisiológico cuando sientas estrés o antes de dormir.
7	Sal de tu zona de confort	Entrena la tenacidad y la resiliencia.	Ponte minirretos semanales: date una ducha de agua fría, practica los ejercicios que no se te dan bien, realiza entrenamientos incómodos y observa la resistencia como una oportunidad para vencerla.
8	Diviértete en movimiento	Disfruta de mover el cuerpo, juega y aprende.	Prueba actividades que te atraigan: patinaje, escalada... Apúntate a clases y vuelve a ser un aprendiz, deléitate con las pequeñas rutinas diarias: un paseo, ejercicios de movilidad o un baile en la cocina. ¡Muévete por placer!
9	Rodéate de tu tribu	Crea un entorno que te impulse a ser activo.	Acércate a las personas que ya practiquen deporte, apúntate a clases colectivas, rodéate de amigos que compartan tus objetivos y, si te invitan a un plan activo, di siempre que sí.
10	Centra la atención en mejorar	Piensa en los pequeños progresos diarios, no en las limitaciones.	Céntrate en lo que puedes hacer hoy: fortalece tus puntos débiles, busca apoyo profesional y empieza por cambios sencillos.

Epílogo

AMOR FOSILIZADO

El impacto que tienes en los demás es la
moneda más valiosa que existe.

JIM CARREY

Pocas cosas tenía claras cuando empecé a escribir este libro. Mi mente se pasaba día y noche elucubrando ideas y, mis manos, buscando papel y lápiz para anotarlas antes de que se me olvidaran. Lo que sabía seguro era que quería comenzar profundizando en el pensamiento evolutivo. **Deseaba conectar con nuestra historia y nuestros antepasados. Con todos los que, de una manera u otra, nos han hecho ser quienes somos.** Y así, el 15 de agosto de 2024, puse rumbo a los yacimientos arqueológicos de Atapuerca.

Eran las diez y media de la mañana cuando aparcamos en el carex (Centro de Arqueología Experimental), un edificio rectangular en forma de caja, con la fachada de bronce y plata. Nubes blancas y opacas ocupaban el cielo, y el viento frío y seco del norte resoplaba con retintín, como recordando a los incautos de pantalón corto como yo que, por mucho que fuese mediados de agosto, seguíamos estando en Burgos.

Tras una breve visita a las exposiciones interiores, nos montamos en el autobús que nos condujo a los lugares de excavación. Al llegar, pasamos por debajo de unos andamios metálicos que señalaban el punto de entrada y nos protegimos con unos cascos blancos. Entonces dio comienzo la travesía entre un cortado de unos quince metros de piedra caliza que nos dirigía hacia los yacimientos.

Nuestra guía nos orientó por las tres cuevas principales: la Sima del Elefante, el Complejo Galería y la Gran Dolina. Nos habló de los restos que se habían encontrado: de rinocerontes, tortugas y elefantes, e incluso fósiles de especímenes Homo de hace un millón quinientos mil años. También nos enseñó a apreciar los niveles de sedimentación que se marcaban en las paredes de la cueva. Se podía distinguir cómo cambiaba la tierra, de arena blanquecina a rocas marrones y arenilla rojiza, exponiendo el paso del tiempo. Era como ver las huellas del pasado, una encima de la otra, construyendo estratos y tejiendo el suelo sobre el que hoy caminamos.

Cuando llegamos al final de la expedición, nos enseñó el modelo del cráneo número cinco, apodado Miguelón, en honor a la victoria de Induráin en el Tour de Francia en 1992. No era un cráneo cualquiera: además de estar muy bien preservado, presentaba un bulto particular. Según los paleoantropólogos, era evidencia de que, a consecuencia de un golpe, sufrió una fractura en un diente y en el hueso maxilar, lo que le provocó una infección tan grave que podría haber mermado su capacidad masticatoria, visual y auditiva. Eso lo habría dejado completamente a expensas del grupo para encontrar alimento y sobrevivir. Los restos muestran que su tribu debió de cuidar de él al menos durante seis o siete meses antes de su muerte.

También nos habló del cráneo número catorce, que halló en 2001 la investigadora Ana Gracia. Estos restos eran diferentes, más pequeños, y presentaban una morfología rarísima nunca vista. Pertenecían a una niña preadolescente. Averiguaron que había nacido con craneosinostosis temprana, una patología que fusiona prematuramente los huesos del cráneo e impide el desarrollo normal del cerebro, condición que provoca dificultades en la comunicación y el movimiento. Lo más precioso de este descubrimiento, aparte de las particularidades anatómicas, era su significado. Pese a su inevitable discapacidad, había vivido hasta los diez o doce años.

Su grupo la había cuidado y había elegido no rechazarla.

Como afirma el paleontólogo Ignacio Martínez Mendizábal, «Solo hay una especie que por amor es incapaz de decir que nadie se quede atrás». Los seres humanos se han rebelado contra las reglas de la selección natural que muchos animales siguen al dejar sus crías rezagadas. Ellos no la habían abandonado. Así, Ana Gracia bautizó a esta niña como Benjamina, que en hebreo significa «la más querida». En palabras de Martínez Mendizábal, «Nunca pensé, como antropólogo, que me iba a encontrar el amor fosilizado»: eso es precisamente lo que representa Benjamina.

Si algo me llevé de la visita a Atapuerca es que las personas que vivieron hace casi medio millón de años no solo tienen la misma forma de caminar o número de vértebras lumbares que nosotros. Compartimos una cualidad mucho más trascendental: la humanidad.

Nos queremos, nos protegemos y nos cuidamos. Y aun estando programados para sobrevivir, somos capaces de dar la vida por el otro.

Y precisamente por eso te insto a cuidarte: por ti y por los demás. Porque la mejor forma de demostrar respeto y amor por los que más te quieren es cuidar de tu salud. Si no, tarde o temprano, lo acabarán haciendo ellos.

Así que recuerda: cuídate siempre.

Hazlo por ti y, también, por todos ellos.

AGRADECIMIENTOS

En primer lugar, quiero dar las gracias a todo el equipo de Bruguera y de Penguin Random House, que ha confiado en mí y que me ha apoyado durante la redacción de este libro, una de las aventuras más bonitas que he vivido. Sobre todo quiero dar las gracias a Cris, mi editora. Gracias por creer en mí, por darme la libertad de ser tal y como soy y por animarme a compartir mis historias. Gracias, por supuesto, a mi hada madrina, Hada, por hacerme creer que soy una escritora, por enseñarme a mostrar sin decir y por ayudarme a encontrar mi voz. Gracias también a las escritoras que han compartido conmigo el periplo de este libro y por ser mi primer público. Gracias a la comunidad de Ogimi por recibirme con los brazos abiertos y a nuestra familia de Okinawa por hacernos sentir como en casa.

Gracias, por supuesto, a todos los que habéis hecho que PhysioWods sea lo que es a día de hoy; gracias, Aila, Álvaro, Tamara y Gaspi, por vuestro apoyo infinito; gracias a toda la familia de C1CrossFit, porque sin vosotros no habría historia que contar, y, por supuesto, gracias a todos mis alumnos de Healthy Movement, a los miles de personas que habéis formado parte de esta comunidad, que me habéis apoyado y que habéis confiado en este proyecto. No exagero cuando digo que habéis hecho mi sueño realidad.

Mamá, papá, gracias por haberme apoyado siempre y por enseñarme a creer que todo se puede conseguir. Este libro es de los tres. Gracias a toda mi familia, por estar siempre ahí, también a la rama almeriense, por acogerme con los brazos abiertos. En especial, gracias a Enriquito, por tu sonrisa desmedida; espero que cuando seas mayor te guste leerte en el libro de tu tía. Y a ti, mi amor, gracias. Gracias por ser el mejor compañero de aventuras, por animarme cuando pensaba que no podía más y por siempre soñar despierto conmigo.

Por último, quiero darte las gracias a ti, querido lector. Gracias por regalarme tu atención, embarcarte en este viaje y acompañarme en mis peripecias; te mando un abrazo enorme. Para terminar, solo te voy a pedir un favor: si has disfrutado de esta lectura y has incorporado algún hábito, te agradecería que me lo contases mediante un mensaje en Instagram o un correo electrónico. ¡Mil gracias!

Puedes encontrarme en:
@physiowods
ana@physiowods.com

BIBLIOGRAFÍA

PRIMERA PARTE

EN BUSCA DEL SECRETO

1. El poder de los hábitos

Attia, Peter, *Sin Límites*, Gaia, 2023, p. 62.

Clear, James, *Hábitos Atómicos: Cambios pequeños, resultados extraordinarios*, Diana, 2020.

Knoops, Kim T. B., *et al.*, «Mediterranean diet, lifestyle factors, and 10 year mortality in elderly European men and women: the HALE project», *JAMA*, 292 (12), septiembre de 2004, pp. 1433-1439, <doi:10.1001/jama.292.12.1433>.

Li, Yanping, *et al.*, «Impact of Healthy Lifestyle Factors on Life Expectancies in the US Population», *Circulation*, 138 (4), julio de 2018, pp. 345-355, <https://www.ahajournals.org/doi/10.1161/CIRCULATIONAHA.117.032047>.

Schaeffer, Katherine, «U.S. centenarian population is projected to quadruple over the next 30 years», Pew Research Center, 9 de enero de 2024, <https://pewrsr.ch/47werl0>.

The New England Centenarian Study, «Welcome to the largest and most comprehensive study of centenarians and their families in the world!», *BUMC*, <https://www.bumc.bu.edu/centenarian/>.

The New England Supercentenarian Study, «Welcome to the New England Supercentenarian Study», *BUMC*, <https://www.bumc.bu.edu/supercentenarian/>.

Worldometer, «Life Extpectancy of the World Population», 2025, <https://www.worldometers.info/demographics/life-expectancy/#google_vignette>.

2. Una verdad incómoda

Boehringer Ingelheim, «La cronicidad ocupa más del 80% de las consultas en Atención Primaria», 12 de abril de 2022, <https://www.boehringer-ingelheim.com/es/la-cronicidad-ocupa-mas-del-80-de-las-consultas#:~:text=Seg%C3%BAn%20la%20Encuesta%20Europea%20de,sube%20al%2089%2C5%25>.

Campo, Pilar, «Un Año de Espera Para La Eutanasia: "No Es Vida Sufrir Día Y Noche Con Dolores Para Los Que No Hay Tratamiento"», *El Diario*, 10 octubre de 2023, <www.eldiario.es/asturias/ano-espera-eutanasia-no-vida-sufrir-dia-noche-dolores-no-hay-tratamiento_1_10563234.html>.

Dueñas, M., *et al.*, «Prevalence and epidemiological characteristics of chronic pain in the Spanish population. Results from the pain barometer», *European Journal of Pain*, 29 (1), 24 de julio de 2024, pp. 1-12, <doi:10.1002/ejp.4705>.

Foreman, Kyle J., *et al.*, «Forecasting life expectancy, years of life lost, and all-cause and cause-specific mortality for 250 causes of death: reference and alternative scenarios for 2016-40 for 195 countries and territories», *The Lancet*, 392 (10159), 10 de noviembre de 2018, pp. 2052-2090, <doi:10.1016/S0140-6736(18)31694-5>.

Goldberg, Daniel S., y Summer J. McGee, «Pain as a global public health priority», *BMC Public Health*, 11 (770), 6 de octubre de 2011, pp. 1-5, <https://bmcpublichealth.biomedcentral.com/articles/10.1186/1471-2458-11-770>.

Hospital del Mar Research Institute, «El dolor crónico es la causa más común de discapacidad en Europa», <https://www.imim.cat/noticias/546/el-dolor-cronico-es-la-causa-mas-comun-de-discapacidad-en-europa>.

IASP (International Association for the Study of Pain), «Preventing Pain: An Introduction», <https://www.iasp-pain.org/resources/fact-sheets/preventing-pain-an-introduction/>.

INE (Instituto Nacional de Estadística), «Esperanza de vida en buena salud», 23 de octubre de 2024, <https://www.ine.es/ss/Satellite?L=es_ES&c=INESeccion_C&cid=1259944484675&p=1254735110672&pagename=ProductosYServicios%2FPYSLayout&param1=PYSDetalleFichaIndicador&param3=1259937499084#:~:text=La%20esperanza%20de%20vida%20en,limitaciones%20funcionales%20o%20de%20discapacidad>.

—, «Estado de salud (estado de salud percibido, enfermedades crónicas, dependencia funcional)», 23 de octubre de 2024, <https://www.ine.es/ss/Satellite?L=es_ES&c=INESeccion_C&cid=1259926692949&p=%2F&pagename=ProductosYServicios%2FPYSLayout&param1=PYSDetalle&param3=1259924822888>.

Lazarus, Jeffrey V., *et al.*, «A GBD 2019 study of health and Sustainable Development Goal gains and forecasts to 2030 in Spain», *Scientific reports*, 12 (21154), 7 de diciembre de 2022, pp. 1-19, <https://doi.org/10.1038/s41598-022-24719-z>.

Organización Mundial de la Salud, «Diabetes», 14 de noviembre de 2024, <https://www.who.int/es/news-room/fact-sheets/detail/diabetes>.

— «Obesidad y sobrepeso», 1 de marzo de 2024, <www.who.int/es/news-room/fact-sheets/detail/obesity-and-overweight>.

— «The top 10 causes of death», 7 de agosto de 2024, <https://www.who.int/es/news-room/fact-sheets/detail/the-top-10-causes-of-death>.

Thomas, Shane A., *et al.*, «Transforming global approaches to chronic disease prevention and management across the lifespan: integrating genomics, behavior change, and digital health solutions», *Frontiers in Public Health*, 11, 13 de octubre de 2023, pp. 1-7, <https://www.frontiersin.org/journals/public-health/articles/10.3389/fpubh.2023.1248254/full>.

Zhao, Jianhui, *et al.*, «Global trends in incidence, death, burden and risk factors of early-onset cancer from 1990 to 2019», *BMJ Oncology*, 2 (1), julio de 2023, pp. 1-12, <https://doi.org/10.1136/bmjonc-2023-000049>.

3. El poder del movimiento

American College of Sports Medicine, *The Compendium of Physical Activities*, 2006, quinta edición, <https://media.hypersites.com/clients/1235/filemanager/MHC/METs.pdf>.

García, Héctor, y Francesc Miralles, *Ikigai: Los secretos de Japón para una vida larga y feliz*, Urano, 2016.

Matthews, Charles E., *et al.*, «Amount of time spent in sedentary behaviors and cause-specific mortality in US adults», *The American Journal of clinical nutrition*, 95 (2), 4 de enero de 2012, pp. 437-445, <doi:10.3945/ajcn.111.019620>.

Organización Mundial de la Salud, «Introducción: Directrices de la OMS Sobre Actividad Física y Comportamientos Sedentarios», 2021, <https://www.ncbi.nlm.nih.gov/books/NBK581968/>.

— «Physical inactivity a leading cause of disease and disability, warns WHO», 4 de abril de 2002, <https://www.who.int/news/item/

04-04-2002-physical-inactivity-a-leading-cause-of-disease-and-disability-warns-who>.

Ross, Jim, «ACSM Metabolic Calculations», RCEP, Wake Forest University, 2008, <chrome-extension://efaidnbmnnnibpcajpcgl clefindmkaj/https://summitmd.com/pdf/pdf/090626_aps09_970. pdf>.

Ross, Robert, Ian Janssen y Mark S. Tremblay, «Public health importance of light intensity physical activity», *Journal of Sport and Health Science*, 13 (5), 1 de febrero de 2024, pp. 674-675, <doi:10.1016/j. jshs.2024.01.010>

Steinacker, Jürgen M., *et al.*, «Global alliance for the promotion of physical activity: the Hamburg declaration», *BMJ Open Sport & Exercise Medicine*, 9 (3), 27 de julio de 2023, pp. 1-9, <https://doi. org/10.1136/bmjsem-2023-001626>.

Tremblay, Mark Stephen, *et al.*, «Physiological and health implications of a sedentary lifestyle», *Applied physiology, nutrition and metabolism*, 35 (6), 23 de noviembre de 2010, pp. 725-740, <doi:10.1139/H10 -079>.

SEGUNDA PARTE

DEL ANTROPÓLOGO AL DETECTIVE: UNA NUEVA MIRADA SOBRE EL CUERPO

4. Los tres principios fundamentales

Arsuaga, Juan Luis, *Nuestro cuerpo*, Destino, 2023.

Carretero Díaz, José Miguel, *et al.*, *El bipedismo: el primate erguido*, España, Diario de Atapuerca, 2022.

Darwin, Charles, *El origen de las especies* (1859), Penguin Clásicos, 2019.

Dobzhansky, Theodosius, «Nothing in Biology Makes Sense except in the Light of Evolution», *The American Biology Teacher*, 35, (3), 1973, pp. 125-29, <https://doi.org/10.2307/4444260>.

Gaceta Médica, «El deterioro óseo de un astronauta es similar al de una persona sedentaria», 12 de noviembre de 2008, <https://gacetame dica.com/investigacion/el-deterioro-oseo-de-un-astronauta-es-similar-al-de-una-persona-sedentaria-eg1811336/>.

GARD (Genetic and Rare Diseases Information Center), «Insensibi-lidad congénita al dolor», NCATS (National Center for Advan-cing Translational Sciences), 9 de febrero de 2018, <https://raredi seases.info.nih.gov/espanol/12147/insensibilidad-congenita-al-dolor>.

Heying, Heather, «Evolutionary inference», *Peterson Academy*, <https://petersonacademy.com/courses/evolutionary-inference>.

Lieberman, Daniel, *The story of the human body: Evolution, health and di-sease*, Penguin Books, 2014.

Universidad de California, «Ideas equivocadas sobre la selección natu-ral», UC Museum of paleontology, <https://evolution.berkeley.edu/bienvenido-a-la-evolucion-101/mecanismos-los-procesos-de-la-evolucion/ideas-equivocadas-sobre-la-seleccion-natural/>.

Weinstein, Bret, y Heather Heying, *Guía del cazador recolector para el siglo XXI: Cómo adaptarnos a la vida moderna*, Planeta, 2022.

5. Dime cómo te mueves y te diré quién eres

Arsuaga, Juan Luis, *Nuestro cuerpo*, Destino, 2023, p. 16.

Buckup, Klaus, y Johannes Buckup, *Pruebas clínicas para patología ósea, articular y muscular: exploraciones, signos y síntomas*, Francia, Elsevier Masson, 2013, quinta edición.

Horschig, Aaron, Kevin Sonthana y Travis Neff, *La Biblia de la sentadi-lla*, España, Tutor, 2020.

Howard, Desmond, «The Mag: Q&A with Usain Bolt», *ESPN*, 29 de noviembre de 2011, <https://www.espn.com/olympics/story/_/id/7294360/olympics-usain-bolt-being-fastest-man-world-espn-magazine>.

Laird, Robert A., *et al.*, «Comparing lumbo-pelvic kinematics in people with and without back pain: a systematic review and meta-analysis», *BMC musculoskeletal disorders*, 15 (229), 10 de julio de 2014, <doi:10.1186/1471-2474-15-229>.

O'Sullivan, Kieran, *et al.*, «Can we reduce the effort of maintaining a neutral sitting posture? A pilot study», *Manual therapy*, 17 (6), diciembre de 2012, <doi:10.1016/j.math.2012.05.016>.

Schmidt, Hendrick, *et al.*, «How do we stand? Variations during repeated standing phases of asymptomatic subjects and low back pain patients», *Journal of biomechanics*, 70, 21 de marzo de 2018, pp. 67-76, <https://doi.org/10.1016/j.jbiomech.2017.06.016>.

Swain, C. T. V., *et al.*, «No consensus on causality of spine postures or physical exposure and low back pain: A systematic review of systematic reviews», *Journal of biomechanics*, 102, 26 de marzo de 2020, <doi:10.1016/j.jbiomech.2019.08.006>.

Valenzuela, Antonio, *Estimula tu nervio vago*, Alienta, 2024.

TERCERA PARTE
EL PODER DEL MOVIMIENTO EN ACCIÓN

6. Para aliviar el dolor

Alamy Limited, «Robert Kincaid Finds WWII Bullet», *Alamy images*, 17 de febrero de 2003, <www.alamy.com/stock-photo-robert-kincaid-finds-wwii-bullet-107110102.html>.

— «Robert Kincaid, of Gourock, Inverclyde, who revealed his shock at discovering a bullet had been lodged in his neck for more than 60 years», *Alamy images*, 17 de febrero de 2003, <https://www.alamy.com/stock-photo-robert-kincaid-of-gourock-inverclyde-who-revealed-his-shock-at-discovering-107110166.html>.

Barrenengoa-Cuadra, María Jesús, *et al.*, «Efecto de la educación en neurociencia del dolor en pacientes con fibromialgia: intervención grupal estructurada en atención primaria», *Atención Primaria*, 53 (1), enero de 2021, pp. 19-26, <doi:10.1016/j.aprim.2019.10.007>.

BBC NEWS, «Bullet Found in Veteran's Neck», 17 de febrero de 2023, <http://news.bbc.co.uk/2/hi/uk_news/scotland/2770777.stm>.

Beehler, Gregory P., *et al.*, «Brief Cognitive Behavioral Therapy for Chronic Pain: Patient Guidebook», U.S. Department of Veterans Affairs, 2021, pp. 2-55, <https://www.google.com/search?q=Brief+Cognitive+Behavior+Therapy+for+Chronic+Pain%3A+Therapist+Manual&rlz=1C1GCGL_enES1145ES1145&oq=Brief+Cognitive+Behavior+Therapy+for+Chronic+Pain%3A+Therapist+Manual&gs_lcrp=EgZjaHJvbWUyBggAEEUYOdIBBzQ2MWowajeoAgCwAgA&sourceid=chrome&ie=UTF-8>.

Butler, David, y G. L. Moseley, *Explicando el dolor*, Adelaide, NoiGroup, 2016.

Colman, Andrew M., «Sander parallelogram», *A Dictionary of Psychology,* Oxford University Press, 2006.

Daily Mail, «Shock as War Veteran Finds 60-Year-Old Bullet in His Neck», 17 de febrero de 2003, <www.dailymail.co.uk/news/article-162483/Shock-war-veteran-finds-60-year-old-bullet-neck.html>.

Damasio, Antonio R., *El error de Descartes: la emoción, la razón y el cerebro humano*, Crítica, 2010.

Dydyk, Alexander M., y Till Conermann, «Chronic Pain», *StatPearls Publishing*, 6 de mayo de 2024, <https://www.ncbi.nlm.nih.gov/books/NBK553030/>.

Gatchel, Robert J., *et al.*, «The biopsychosocial approach to chronic pain: scientific advances and future directions», *Psychological bulletin*, 133 (4), julio de 2007, pp. 581-624, <doi:10.1037/0033-2909.133.4.581>.

Gonçalves, William., *et al.*, «Endogenous opioid and cannabinoid systems modulate the muscle pain: A pharmacological study into the peripheral site», *European Journal of Pharmacology*, 901, 15 de junio de 2021, <doi:10.1016/j.ejphar.2021.174089>.

Heinricher, M. M., *et al.*, «Descending control of nociception: Specificity, recruitment and plasticity», *Brain research reviews*, 60 (1), abril de 2009, pp. 214-225. <doi:10.1016/j.brainresrev.2008.12.009>.

Institute of Medicine (US): Committee on Pain, Disability, and Chronic Illness Behavior, «Pain and Disability: Clinical, Behavioral, and Public Policy Perspectives», National Academies Press (US), 1987, <doi:10.17226/991>.

Margarit, C., «La nueva clasificación internacional de enfermedades (CIE-11) y el dolor crónico. Implicaciones prácticas», *Revista de la Sociedad Española del Dolor*, 26 (4), 23 de marzo de 2020, pp. 209-210, <https://dx.doi.org/10.20986/resed.2019.3752/2019>.

Melzack, R., «Pain and the neuromatrix in the brain», *Journal of dental education*, 65 (12), diciembre de 2001, pp. 1378-1382, <https://pubmed.ncbi.nlm.nih.gov/11780656/>.

Ossipov, Michael H., «The perception and endogenous modulation of pain», *Scientifica*, 9 de noviembre de 2012, <doi:10.6064/2012/561761>.

Raja, Srinivasa N., *et al.*, «The revised International Association for the Study of Pain definition of pain: concepts, challenges, and compromises», *The Journal of the International Association for the Study of Pain*, 161 (9), septiembre de 2020, pp. 1976-1982, <doi:10.1097/j.pain.0000000000001939>.

Rocha, Andrés, Ángel Juárez, Giancarlo Ferretiz, *et al.*, «De la compuerta a la neuromatriz y neuromodulación», *Revista chilena de anestesia*, 48 (4), 14 de abril de 209, pp. 288-297, <https://doi.org/10.25237/revchilanestv48n04.03>.

Shenoy, Saraswati S., y Lui Forshing, «Biochemistry, Endogenous Opioids», *StatPearls Publishing*, 12 de junio de 2023, <https://www.ncbi.nlm.nih.gov/books/NBK532899/>.

The Economic Times, «Who Is Zhao He? X-Ray Finds Bullet in Military Veteran Neck 77 Years after World War II», 11 de noviembre de 2022, <https://economictimes.indiatimes.com/news/international/uk/x-ray-finds-bullet-in-military-veteran-zhao-hes-neck-77-years-after-world-war-ii/articleshow/95457579.cms>.

The Free Library, «60-year pain in the neck», 17 de febrero de 2003, <https://www.thefreelibrary.com/60-year pain in the neck.-a0977 34203>.

7. Para cuidar tus articulaciones

Aranow, Cynthia, «Vitamin D and the immune system», *Journal of Investigative Medicine: The Official Publication of the American Federation for Clinical Research*, 59, (6) 1 de agosto de 2021, p. 881-886, <doi:10.2310/JIM.0b013e31821b8755>.

De Saint-Exupéry, Antoine, *El Principito*, Duomo, 2025.

Di, Xingpeng, *et al.*, «Cellular mechanotransduction in health and diseases: from molecular mechanism to therapeutic targets», *Signal Transduction and Targeted therapy*, 8, (1), 31 de julio de 2023, <doi:10.1038/s41392-023-01501-9>.

Dubois, Blaise, y Jean-François Esculier, «Soft-tissue injuries simply need PEACE and LOVE», *British Journal of Sports Medicine*, 54 (2), 3 de agosto de 2019, pp. 72-73, <doi:10.1136/bjsports-2019-101253>.

Fernández-Tresguerres-Hernández-Gil, Isabel, *et al.*, «Physiological bases of bone regeneration II. The remodeling process», *Medicina oral, patologia oral y cirugia bucal*, 11 (2), 1 de marzo de 2006, pp. 151-157, <https://pubmed.ncbi.nlm.nih.gov/16505794/>.

Heaney, R. P., *et al.*, «Peak bone mass», *Osteoporosis international: a journal established as result of cooperation between the European Foundation for Osteoporosis and the National Osteoporosis Foundation of the USA*, 11 (12), diciembre de 2020, pp. 985-1009, <doi:10.1007/s0019800 70020>.

Houglum, Peggy A., *Therapeutic Exercise for Musculoskeletal Injuries*, Human Kinetics, 2016.

Huang, Kevin, y Joseph Ihm, «Sleep and Injury Risk», *Current Sports Medicine Reports*, 20 (6), 1 de junio de 2021, pp. 286-290, <doi: 10.1249/JSR.0000000000000849>.

Katsoulis, M., *et al.*, «Excess mortality after hip fracture in elderly persons from Europe and the USA: the CHANCES project», *Journal of internal medicine*, 281 (3), marzo de 2017, pp. 300-310, <doi:10.1111/ joim.12586>. ://586

Kimball, Samantha M., y Michael F. Holick, «Official recommendations for vitamin D through the life stages in developed countries», *European Journal of Clinical Nutrition*, 74 (11), 20 de agosto de 2020, pp. 1514-1518, <https://doi.org/10.1038/s41430-020-00706-3>.

Kwan, Ka Yu C., *et al.*, «Effect of Aging on Tendon Biology, Biomechanics and Implications for Treatment Approaches», *International Journal of Molecular Sciences*, 24 (20), 14 de octubre de 2023, <doi:10.3390/ijms242015183>.

López-Armada, MJ., *et al.*, «Fisiopatología de la artrosis: ¿Cuál es la actualidad?», *Revista española de reumatología*, 31 (6), junio de 2004, pp. 379-393, <https://www.elsevier.es/es-revista-revista-espanola-reumatologia-29-articulo-fisiopatologia-artrosis-cual-es-actualidad-13064151>.

Lyon, Gabrielle, *Siempre fuerte: Trabaja tu fuerza, reprograma tu metabolismo y mejora la vitalidad*, Zenith, 2024.

McDonnell, P., P. E. McHugh, y D. O'Mahoney, «Vertebral osteoporosis and trabecular bone quality», *Annals of biomedical engineering*, 35 (2), 15 de diciembre de 2006, pp. 170-189, <doi:10.1007/s10439-006-9239-9>.

Medeiros, Hugo B., Denise Sardinha Mendes Soares de Araújo y Claudio Gil Soares de Araújo, «Age-related mobility loss is joint-specific: an analysis from 6,000 Flexitest results», *Age*, 35 (6), 27 de marzo de 2013, pp. 2399-2407, <doi:10.1007/s11357-013-9525-z>.

Panula, Jorma, *et al.*, «Mortality and cause of death in hip fracture patients aged 65 or older – a population-based study», *BMC Musculoskeletal disorders*, 12, (105), 20 de mayo de 2011, <https://doi.org/10.1186/1471-2474-12-105>.

Pekkinen, Minna, *et al.*, «Vitamin D is a major determinant of bone mineral density at school age», *PloS one*, 7 (7), 2 de julio de 2012, <doi:10.1371/journal.pone.0040090>.

Pludowski, Pawel, *et al.*, «Vitamin D Supplementation: A Review of the Evidence Arguing for a Daily Dose of 2000 International Units (50 µg) of Vitamin D for Adults in the General Population», *Nutrients*, 16 (3), 29 de enero de 2024, <https://doi.org/10.3390/nu16030391>.

Sadat-Ali, Mir, *et al.*, «Influence of vitamin D levels on bone mineral density and osteoporosis», *Annals of Saudi Medicine*, 31 (6), diciembre de 2011, pp. 602-608, <doi:10.4103/0256-4947.87097>.

Sayer, Avan A., *et al.*, «The developmental origins of sarcopenia», *The Journal of Nutrition, Health & Aging*, 12 (7), septiembre de 2018, pp. 427-432, <https://doi.org/10.1007/BF02982703>.

Tanner, Ruth E., *et al.*, «Age-related differences in lean mass, protein synthesis and skeletal muscle markers of proteolysis after bed rest and exercise rehabilitation», *The Journal of Physiology*, 593 (18), 31 de julio de 2015, pp. 4259-4273, <doi:10.1113/JP270699>.

Tipton, Kevin D., «Nutritional Support for Exercise-Induced Injuries», *Sports Medicine*, 45 (suppl. 1), 9 de noviembre de 2015, pp. 93-104, <doi:10.1007/s40279-015-0398-4>.

Tsata, Vasiliki, y Dimitris Beis, «In Full Force. Mechanotransduction and Morphogenesis during Homeostasis and Tissue Regeneration», *Journal of Cardiovascular Development and Disease*, 7 (4), 1 de octubre de 2020, <https://doi.org/10.3390/jcdd7040040>.

Volpi, Elena, R. Reza Nazemi y Satoshi Fujita, «Muscle tissue changes with aging», *Current Opinion in Clinical Nutrition and Metabolic Care*, 7 (4), julio de 2004, pp. 405-410, <doi:10.1097/01.mco. 0000134362.76653.b2>.

Walston, Jeremy D., «Sarcopenia in older adults», *Current Opinion in Rheumatology*, 24 (6), noviembre de 2012, pp. 623-627, <doi:10.1097 /BOR.0b013e328358d59b>.

Walters, Tom, y Glen Cordoza, *Rehab Science: How to overcome pain and heal from injury*, Las Vegas, Victory Belt Publishing, 2023.

8. Para proteger el cerebro

Basso, Julia C., y Wendy A. Suzuki, «The Effects of Acute Exercise on Mood, Cognition, Neurophysiology, and Neurochemical Pathways: A Review», *Brain Plasticity*, 2 (2), 28 de marzo de 2017, pp. 127-152, <doi:10.3233/BPL-160040>.

Berlucchi, G., y H. A. Butchel, «Neuronal plasticity: historical roots and evolution of meaning», *Experimental Brain Research*, 192 (3), 12 de noviembre de 2008, pp. 307-319, <https://doi.org/10.1007/ s00221-008-1611-6>.

Brown, Richard E., Thaddeus W. B. Bligh y Jessica F. Garden, «The Hebb Synapse Before Hebb: Theories of Synaptic Function in Learning and Memory Before, With a Discussion of the Long-Lost Synaptic Theory of William McDougall», *Frontiers in Behavioral Neuroscience*, 15, 21 de octubre de 2021, <https://doi.org/10.3389/fnbeh.2021.732195>.

Chaney, Rémi, *et al.*, «Cerebral benefits induced by electrical muscle stimulation, evidence from a human and a rat study», *International Journal of Molecular Sciences*, 25 (3), 4 de febrero de 2024, <doi:10.3390/ijms25031883>.

Corkin, Suzanne, *Permanent present tense: The man with no memory, and what he taught the world*, Penguin, 2014, p. 306.

Cowan, Nelson, «What are the differences between long-term, short-term, and working memory?», *Progress in Brain Research*, 169, 18 de marzo de 2009, pp. 323-338, <doi: 10.1016/S0079-6123(07)00020-9>.

Eriksson, P. S., *et al.*, «Neurogenesis in the adult human hippocampus», *Nature medicine*, 4 (11), noviembre de 1998, pp. 1313-1317, <doi:10.1038/3305>.

Hanif Dossani, Rimal, Symeon Missios y Anil Nanda, «The Legacy of Henry Molaison (1926-2008) and the Impact of His Bilateral Mesial Temporal Lobe Surgery on the Study of Human Memory», *World Neurosurgery*, 84 (4), octubre de 2025, pp. 1127-1135, <https://doi.org/10.1016/j.wneu.2015.04.031>.

Hillman, C. H., *et al.*, «The effect of acute treadmill walking on cognitive control and academic achievement in preadolescent children», *Neuroscience*, 159 (3), 31 de marzo de 2009, pp. 1044-1054, <doi:10.1016/j.neuroscience.2009.01.057>.

Hörder, Helena, *et al.*, «Midlife cardiovascular fitness and dementia: A 44-year longitudinal population study in women», *Neurology*, 90 (15), 14 de marzo de 2018, pp. 1298-1305, <doi:10.1212/WNL.0000000000005290>.

Molinari, Claudio, *et al.*, «The Role of BDNF on Aging-Modulation Markers», *Brain Sciences*, 10 (5), 9 de mayo de 2020, <https://doi.org/10.3390/brainsci10050285>.

Ramón y Cajal, Santiago, *Reglas y consejos sobre investigación científica: Los tónicos de la voluntad*, Austral, 2011.

Ratey, John J., y Eric Hagerman, *Spark!: How exercise will improve the performance of your brain*, Quercus, 2010.

Suzuki, Wendy, y Billie Fitzpatrick, *Cerebro activo: Transforma tu cuerpo y tu mente y vive mejor, vida feliz*, Paidós, 2015.

Walsh, Jeremy J., y Michael E. Tschakovsky, «Exercise and circulating BDNF: Mechanisms of release and implications for the design of exercise interventions», *Applied Physiology, Nutrition and Metabolism*, 43 (11), noviembre de 2018, pp. 1095-1104, <doi:10.1139/apnm-2018-0192>.

Wang, I., Andy, *et al.*, «The life and legacy of William Beecher Scoville», *Journal of Neurosurgery*, 137 (3), 24 de diciembre de 2021, pp. 886-893, <https://doi.org/10.3171/2021.10.JNS211907>.

9. El poder medicinal del movimiento

Alianza por la Obesidad, «12 propuestas para disminuir el impacto de la obesidad en nuestro país», *Nephila Health Partnership*, noviembre de 2023, <https://www.seedo.es/images/site/Informe%20obesidad.pdf>.

Althoff, Tim, *et al.*, «Large-scale physical activity data reveal worldwide activity inequality», *Nature*, 547, 10 de julio de 2017, pp. 336-339, <https://doi.org/10.1038/nature23018>.

Basen-Engquist, Karen, y Maria Chang, «Obesity and cancer risk: recent review and evidence», *Current Oncology Reports*, 13 (1), 16 de noviembre de 2010, pp. 71-76, <doi:10.1007/s11912-010-0139-7>.

Clatici, Victor Gabriel, *et al.*, «Diseases of Civilization - Cancer, Diabetes, Obesity and Acne - the Implication of Milk, IGF-1 and mTORC1», *Maedica: A Journal of Clinical Medicine*, 13 (4), diciembre de 2018, pp. 273-281, <doi:10.26574/maedica.2018.13.4.273>.

Cuesta, Martín, *et al.*, «Incidence and regression of metabolic syndrome in a representative sample of the Spanish population: results of the cohort di@bet.es study», *BMJ Open Diabetes Research & Care*, 8 (1), 13 de octubre de 2020, <doi:10.1136/bmjdrc-2020-001715>.

Chen, Tara S., *et al.*, «Investigating the nexus of metabolic syndrome, serum uric acid, and dementia risk: a prospective cohort study», *BMC medicine*, 22 (115), 13 de marzo de 2024, <https://doi.org/10.1186/s12916-024-03302-5>.

Esposito, Katherine, *et al.*, «Metabolic syndrome and risk of cancer: a systematic review and meta-analysis», *Diabetes Care*, 35 (11), 2402-2411, <https://doi.org/10.2337/dc12-0336>.

Hayakawa, Y. K., *et al.*, «The relationship of waist circumference and body mass index to grey matter volume in community dwelling adults with mild obesity», *Obesity Science & Practice*, 4 (1), 29 de diciembre de 2017, pp. 97-105, <doi:10.1002/osp4.145>.

Iqbal, Aqsa, y Anis Rehman, «Obesity Brain Gut Adipocyte Interaction», *StatPearls Publishing*, 4 de julio de 2023, <https://www.ncbi.nlm.nih.gov/books/NBK551660/>.

Lieberman, Daniel, M, *Exercised: The science of Physical Activity, Rest and Health*, Penguin, 2022.

Lyon, Gabrielle, *Siempre fuerte: Trabaja tu fuerza, reprograma tu metabolismo y mejora la vitalidad*, Zenith, 2024.

Maita, Luis, «Obesidad infantil en España: Un problema creciente», *Discapnet*, 17 de octubre de 2024, <https://www.discapnet.es/salud/sintomas/obesidad-infantil>.

Mottillo, Salvatore, *et al.*, «The metabolic syndrome and cardiovascular risk a systematic review and meta-analysis», *Journal of the American College of Cardiology*, 56 (14), 28 de septiembre de 2010, pp. 1113-1132, <https://doi.org/10.1016/j.jacc.2010.05.034>.

Nam, Ga Eun, *et al.*, «Metabolic syndrome and risk of Parkinson disease: A nationwide cohort study», *PLoS Medicine*, 15 (8), 21 de agosto de 2018, <doi:10.1371/journal.pmed.1002640>.

NCD Risk Factor Collaboration (NCD-RisC), «Worldwide trends in underweight and obesity from 1990 to 2022: a pooled analysis of 3663 population-representative studies with 222 million children, adolescents, and adults», *Lancet*, 403 (10431), 16 de marzo de 2024, pp. 1027-1050, <doi:10.1016/S0140-6736(23)02750-2>.

Nesse, Randolph M., y George C. Williams, *Why We Get Sick: The New Science of Darwinian Medicine*, Knopf Doubleday Publishing Group, 1996.

Organización Mundial de la Salud, «Enfermedades transmitidas por vectores», 26 de septiembre de 2024, <https://www.who.int/es/news-room/fact-sheets/detail/vector-borne-diseases>.

— «Malnutrición», 7 de mayo de 2025, <https://www.who.int/es/news-room/questions-and-answers/item/malnutrition>.

Swarup, Supreeya, *et al.*, «Metabolic Syndrome», *StatPearls Publishing*, 7 de marzo de 2024, <https://www.ncbi.nlm.nih.gov/books/NBK459248/>.

Tchernof, André, y Jean-Pierre Després, «Pathophysiology of Human Visceral Obesity: An Update», *Physiological Reviews*, 93 (1), 1 de enero de 2013, pp. 359-404, <doi:10.1152/physrev.00033.2011>.

Williams, G. C., y R. M. Nesse, «The dawn of Darwinian medicine», *The Quarterly review of biology*, 66 (1), 14 de marzo de 2018, pp. 1298-1305, <doi:10.1086/417048>.

10. Para ganar años de vida

@thecrossfitbook, «Doctors are like life guards. What you're doing is like a swim coach», Instagram, <https://www.instagram.com/thecrossfitbook/reel/DBmE-mSK7CQ/>.

Celis-Morales, Carlos A., *et al.*, «Associations of grip strength with cardiovascular, respiratory, and cancer outcomes and all cause mortality: prospective cohort study of half a million UK Biobank participants», *BMJ (Clinical Research Ed.)*, 361, 8 de mayo de 2018, <doi:10.1136/bmj.k1651>.

Cemal, Ozemek, *ACSM's Guidelines for Exercise Testing and Prescription*, Lippincott Williams & Wilki, 2025, decimosegunda edición.

Cooper, Kenneth H., «A means of assessing maximal oxygen intake. Correlation between field and treadmill testing», *JAMA*, 203 (3), 15 de enero de 1968, pp. 201-204, <doi:10.1001/jama.1968.03140030033008>.

Cruz-Jentoft, Alfonso J., «Sarcopenia: revised European consensus on definition and diagnosis», *Age and Ageing*, 48 (1), 18 de septiembre de 2024, pp. 16-31, <doi:10.1093/ageing/afy169>.

Kaminsky, Leonard A., *et al.*, «Updated Reference Standards for Cardiorespiratory Fitness Measured with Cardiopulmonary Exercise Testing: Data from the Fitness Registry and the Importance of Exercise National Database (FRIEND)», *Mayo Clinic Proceedings*, 97 (2), febrero de 2022, pp. 285-293, <https://doi.org/10.1016/j.mayocp.2021.08.020>.

Knoedler, Samuel, *et al.*, «Impact of sarcopenia on outcomes in surgical patients: a systematic review and meta-analysis», *International Journal of Surgery*, 109 (12), 1 de diciembre de 2023, pp. 4238-4262, <doi:10.1097/JS9.0000000000000688>.

Kokkinos, Peter, *et al.*, «Cardiorespiratory Fitness and Mortality Risk Across the Spectra of Age, Race, and Sex», *Journal of the American*

College of Cardiology, 80 (6), 9 de agosto de 2022, pp. 598-609, <doi:10.1016/j.jacc.2022.05.031>.

Mandsager, Kyle, *et al.*, «Association of Cardiorespiratory Fitness With Long-term Mortality Among Adults Undergoing Exercise Treadmill Testing», *JAMA Network Open*, 1 (6), 19 de octubre de 2018, <doi:10.1001/jamanetworkopen.2018.3605>.

McGrath, Ryan, *et al.*, «Collective Weakness Is Associated With Time to Mortality in Americans», *Journal of Strength and Conditioning Research*, 38 (7), julio de 2024, pp. 398-404, <doi:10.1519/JSC.0000000000004780>.

Rantanen, Taina, *et al.*, «Midlife muscle strength and human longevity up to age 100 years: a 44-year prospective study among a decedent cohort», *Age*, 34 (3), 4 de mayo de 2011, pp. 563-570, <doi:10.1007/s11357-011-9256-y>.

Serra-Rexach, José A., *et al.*, «Short-term, light- to moderate-intensity exercise training improves leg muscle strength in the oldest old: a randomized controlled trial», *Journal of the American Geriatrics Society*, 59 (4), 31 de marzo de 2011, pp. 594-602. <doi:10.1111/j.1532-5415.2011.03356.x>.

Vaishya, Raju, *et al.*, «Hand grip strength as a proposed new vital sign of health: a narrative review of evidences», *Journal of Health, Population, and Nutrition*, 43 (1), 9 de enero de 2024, <doi: 10.1186/s41043-024-00500-y>.

Vazquez-Guajardo, Mauricio, Daniel Rivas y Gustavo Duque, «Exercise as a Therapeutic Tool in Age-Related Frailty and Cardiovascular Disease: Challenges and Strategies», *The Canadian Journal of Cardiology*, 40 (8), agosto de 2024, pp. 1458-1467, <doi: 10.1016/j.cjca.2024.01.005>.

11. La ciencia de los hábitos

Fogg, B. J., *Hábitos mínimos: Pequeños cambios que lo transforman todo*, Urano, 2021.

12. Hábito n.º 1: Suma pasos

Bizzozero-Peroni, Bruno, *et al.*, «Daily Step Count and Depression in Adults: A systematic review and meta-analysis», *JAMA Network Open*, 7 (12), 16 de diciembre de 2024, <doi:10.1001/jamanetworkopen.2024.51208>.

Paluch, Amanda E., *et al.*, «Daily steps and all-cause mortality: a meta-analysis of 15 international cohorts», *The Lancet Public Health*, 7 (3), marzo de 2022, <https://www.thelancet.com/journals/lanpub/article/PIIS2468-2667(21)00302-9/fulltext>.

— «Prospective association of daily steps with cardiovascular disease: a harmonized meta-analysis», *Circulation*, 147 (2), 20 de diciembre de 2022, pp. 122-131, <https://doi.org/10.1161/CIRCULATIONAHA.122.061288>.

— «Steps per Day and All-Cause Mortality in Middle-aged Adults in the Coronary Artery Risk Development in Young Adults Study», *JAMA Network Open*, 4 (9), 3 de septiembre de 2021, <doi:10.1001/jamanetworkopen.2021.24516>.

Pelekanou, Cristina, *et al.*, «Physical activity in relation to metabolic health and obesity: The Feel4Diabetes study», *Diabetes, Obesity & Metabolism*, 26 (9), 19 de junio de 2024, <doi:10.1111/dom.15713>.

Stens, Niels A., *et al.*, «Relationship od faily steps cause to all-cause mortality and cardiovascular events», *Journal of the American College of*

Cardiology, 82 (15), 10 de octubre de 2023, pp. 1483-1494, <https://doi.org/10.1016/j.jacc.2023.07.029>.

Yamax, *About us*, <http://www.yamax-yamasa.com/aboutus/>.

13. Hábito n.º 2: Activa la movilidad

Brito, Leonardo Barbosa Barreto de, *et al.*, «Ability to sit and rise from the floor as a predictor of all-cause mortality», *European Journal of Preventive Cardiology*, 21 (7), julio de 2024, pp. 892-898, <doi:10.1177/2047487312471759>.

Conan Doyle, Arthur, *Las aventuras de Sherlock Holmes*, E-bookarama, 2018.

14. Hábito n.º 3: Descálzate

Cudejko, Tomasz, *et al.*, «Minimal shoes improve stability and mobility in persons with a history of falls», *Scientific Reports*, 10 (10), 10 de diciembre de 2020, <doi:10.1038/s41598-020-78862-6>.

Luther King Jr., Martin, «Continuing the struggle for racial justice – King's Visits to Oberlin», *Oberlin.edu*, <https://www2.oberlin.edu/external/EOG/BlackHistoryMonth/MLK/MLKmainpage.html>.

Mickle, Karen J., *et al.*, «IBS Clinical Biomechanics Award 2009: toe weakness and deformity increase the risk of falls in older people», *Clinical Biomechanics*, 24 (10), diciembre de 2009, pp. 787-791, <doi:10.1016/j.clinbiomech.2009.08.011>.

Ministerio de Sanidad, Consumo y Bienestar Social, «Prevención de caídas en personas adultas», <https://estilosdevidasaludable.sanidad.gob.es/seguridad/caidas/mayores/home.htm>.

Orwell, George, *1984*, Penguin Clásicos, 2024.

Starrett, Juliet, y Kelly Starret, *Naciste para moverte*, Diana, 2024.

15. Hábito n.º 4: Entrena para la vida y muévete como un humano

Carvajal, Guillermo, «Los hombros y codos de los simios y los primeros humanos evolucionaron para frenar el descenso de los árboles», *La Brújula Verde*, 6 de septiembre de 2023, <https://www.labrujulaverde.com/2023/09/los-hombros-y-codos-de-los-simios-y-los-primeros-humanos-evolucionaron-para-frenar-el-descenso-de-los-arboles>.

Kim, Jiwoong, *et al.*, «Weighted vest intervention during whole-body circuit training improves serum resistin, insulin resistance, and cardiometabolic risk factors in normal-weight obese women», *Journal of Exercise Science and Fitness*, 22 (4), octubre de 2024, pp. 463-473, <doi:10.1016/j.jesf.2024.10.002>.

16. Hábito n.º 5: Si sientes dolor, muévete

Jafari, H., A. Gholamrezaei, M. Franssen, L. van Oudenhove, Q. Aziz, O. van den Bergh, J. W. S. Vlaeyen y I. van Diest, «Can Slow Deep Breathing Reduce Pain? An Experimental Study Exploring Mechanisms», *The Journal of Pain*, 21 (9), septiembre-octubre de 2020, pp. 1018-1030, <doi: 10.1016/j.jpain.2019.12.010>.

Manning, Kenneth M., *et al.*, «Longitudinal analysis of physical function in older adults: The effects of physical inactivity and exercise training», *Aging Cell*, 23 (1), 8 de septiembre de 2023, <doi: 10.1111/acel.13987>.

Tipton, Kevin D., «Nutritional Support for Exercise-Induced Injuries», *Sports medicine*, 45 (1), 9 de noviembrc de 2015, pp. 93-104, <doi:10.1007/s40279-015-0398-4>.

17. Hábito n.º 6: Respira de manera consciente

Aktaş, Gülfidan Kurt, y Vesile Eskici İlgin, «The Effect of Deep Breathing Exercise and 4-7-8 Breathing Techniques Applied to Patients

After Bariatric Surgery on Anxiety and Quality of Life», *Obesity Surgery*, 33 (3), 8 de diciembre de 2022, pp. 920-929, <doi:10.1007/s11695-022-06405-1>.

Huberban, Andrew, «Breathwork protocols for health, focus & stress», *Huberman Lab Neural Network*, 6 de octubre de 2023, <https://www.hubermanlab.com/newsletter/breathwork-protocols-for-health-focus-stress#:~:text=the%20physiological%20sigh.-,The%20Physiological%20Sigh,%2Dempty%2C%20via%20your%20mouth.>.

Sapolsky, Robert M., *¿Por qué las cebras no tienen úlcera?: La guía del estrés* (2004), Alianza, 2025.

— «Why Zebras Don't Get Ulcers: Stress and Health», Beckman Institute at Illinois, 20 de junio de 2017, <https://www.youtube.com/watch?v=D9H9qTdserM&t=4710s>.

Vierra, Jaruwan, Orachorn Boonla y Piyapong Prasertsri, «Effects of sleep deprivation and 4-7-8 breathing control on heart rate variability, blood pressure, blood glucose, and endothelial function in healthy young adults», *Physiological Reports*, 10 (13), 13 de julio de 2022, <doi:10.14814/phy2.15389>.

18. Hábito n.º 7: Sal de tu zona de confort

Holiday, Ryan, *El obstáculo es el camino: El arte inmemorial de convertir las pruebas en triunfo*, Conecta, 2025.

Parvizi, Josef, *et al.*, «The will to persevere induced by electrical stimulation of the human cingulate gyrus», *Neuron*, 80 (6), 18 de diciembre de 2014, pp. 1359-1367, <doi:10.1016/j.neuron.2013.10.057>.

Touroutoglou, Alexandra, *et al.*, «The tenacious brain: How the anterior mid-cingulate contributes to achieving goals», *Cortex: A Journal Devoted to the Study of the Nervous System and Behaviour*, 123, febrero de 2020, pp. 12-29, <doi:10.1016/j.cortex.2019.09.011>.

19. Hábito n.º 8: Diviértete en movimiento

Teixeira, Diogo S., *et al.*, «Enjoyment as a Predictor of Exercise Habit, Intention to Continue Exercising, and Exercise Frequency: The Intensity Traits Discrepancy Moderation Role», *Frontiers in Psychology*, 13, 18 de febrero de 2022, <doi:10.3389/fpsyg.2022.780059>.

20. Hábito n.º 9: Rodéate de tu tribu

Aral, Sinan, y Christos Nicolaides, «Exercise contagion in a global social network», *Nature Communications*, 8, 18 de abril de 2017, <doi:10.1038/ncomms14753>.

Clear, James, *Hábitos Atómicos: Cambios pequeños, resultados extraordinarios*, Diana, 2020.

Stødle, Irene Vestøl, *et al.*, «The experience of motivation and adherence to group-based exercise of Norwegians aged 80 and more: a qualitative study», *Archives of Public Health*, 77 (26), 7 de junio de 2019, <https://doi.org/10.1186/s13690-019-0354-0>.

Yorks, Dayna M., Christopher Frothingham A., y Mark Schuenke D., «Effects of Group Fitness Classes on Stress and Quality of Life of Medical Students», *The Journal of the American Osteopathic Association*, 117 (11), 1 de noviembre de 2017, pp. 17-25, <https://doi.org/10.7556/jaoa.2017.140>.

21. Hábito n.º 10: Centra la atención en mejorar

Rowling, J. K., *Harry Potter y la cámara de los secretos*, (1998), Salamandra, 1999.

Epílogo: Amor fosilizado

Carrey, Jim, «Jim Carrey's Commencement Address at the 2014 MUM Graduation», Business NL, 17 de junio de 2015, <https://www.youtube.com/watch?v=uL2ztWv70wE>, min. 13:50.

Martínez Mendizábal, Ignacio, «La historia de Benjamina o el amor fosilizado», Aprendemos Juntos 2030, 18 de febrero de 2025, <https://www.youtube.com/watch?v=uk6KChMwYjU>.